はじめに

　2017年にリチャード・セイラー博士らがノーベル経済学賞を受賞して以降、行動経済学やナッジがブームになっています。厚生労働省をはじめとして、国や地方行政、あるいは、企業においても盛んに行動経済学やナッジを活用する試みが進められています。例えば、コロナ禍での"ニューノーマル"な生活習慣でも行動経済学の考え方が取り入れられました。また、関連する書籍が多く出版されたり、メディアでもよく取り上げられたりしています。

　そして、健康づくりや保健事業の中でも、"ナッジ"は重要なキーワードになっています。ナッジの定義や考え方は、後述しますが、ナッジを応用することによって、人々に健康的な行動をとってもらったり、不健康な行動をやめてもらったりすることが期待されています。しかも、"知らず知らずに"、そして、"健康無関心層"に対してもです。

　特に、本書が出版される2023年度は、医療保険者ではデータヘルス計画、国や都道府県では健康づくりに関連する計画などが新たに作成される年です。計画の中に行動経済学とナッジを取り入れた事業や活動を含めれば、より実効性のある計画に格上げすることができるでしょう。また、流行に敏感な意思決定者は、現場の皆さんにナッジの活用を求めるかもしれません。

　一方で、ナッジを現場で活用しようとすると、そう簡単ではありません。さまざまあるナッジの理論を理解するのも、実際に活用した事業を計画し、実施するのも、そして、その効果を検証するのもなかなか大変です。また、そうした事業や活動が十分に情報収集され、紹介されているわけではありません。

　そこで、本書では、行動経済学とナッジについて、基本的な理論から応用まで、できるだけ分かりやすく、実例を入れながら、紹介をしました。これまで10年以上にわたり、行動経済学とナッジの研究と実践、医療保険者等での健康づくりや疾病予防に関わってきた経験をもとにしたものです。ただし、日本での知見は十分ではありませんので、皆さんと一緒にナッジの世界を広げていきたいと思います。

2023年11月

帝京大学大学院公衆衛生学研究科　研究科長・教授　福田　吉治

CONTENTS

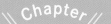
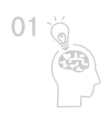

01

人の動かし方にはコツがある

食べ過ぎや飲み過ぎを改善しよう。健康でいるためには適度な運動が必要だ。
分かっていても、なかなか行動変容につながらない、継続できない。
そんなときに活用できるのが、行動経済学とナッジの手法です。

■ 多くの人は分かっていても行動できない

人は合理的な行動を選択するとは限らない

ある研究者によれば、人は1日に約35,000回の意思決定や決断をしているようです。1日18時間起きているとして、2秒に1回は何らかの意思決定をしていることになります。こんなに多くの意思決定をその都度考えながら行うことはできません。私たちの意思決定のほとんどは、瞬時に、直感的に、反射的に、そして、経験的に行われているのです。

また、後で振り返ると、なんて馬鹿な選択をしたのだろう、またやってしまった、という後悔しがちな意思決定をすることが多くあります。例えば、旅先でいつもは絶対に買わないような物を買う、減量しようと思っているものの、「大盛無料」の掲示を見てつい大盛を注文する、明日からウォーキングしようと毎日思い続け、月日が過ぎている、「今なら2カ月会費無料」のチラシを見て入会したジムには全く通えていない、などというように、皆さんも少なからずこうした経験があるのではないでしょうか。

このように、人の一見論理的とは思えない行動を説明しようとするのが、行動経済学なのです。

人の意思決定は2種類の方法で行われる

2002年にノーベル経済学賞を受賞したダニエル・カーネマン氏は、意思決定の二重プロセス（二重過程理論）を提唱しました。その特徴は、彼の著書名である『ファスト＆スロー』に象徴されます。人の意思決定は、素早く、直感的に、経験則で意思決定する“システム1”、ゆっくり、合理的、論理的に熟考して意思決定する“システム2”の2つがあります。そして、1日に行う約35,000回の意思決定の多くは、もっぱらシステム1によって行われているのです。

システム1において、簡略化した思考による、感情や経験則などに基づく意思決定は「ヒューリスティック」と呼ばれます。また、そうした判断の際に生じる判断の偏りは「バイアス」と呼ばれます。

なお、近年の脳科学の研究によって、システム1とシステム2では、働く脳の部位が異なることが指摘されています。システム1は、脳の中心に近い大脳辺縁系という古い脳による思考、システム2は、脳の表面に近い大脳新皮質（特に前頭葉）という新しい脳による思考とされています。

システム1は直感的で速い意思決定

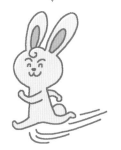

- 素早く自動的に決定
- 決定するのに努力は不要
- 主観的で本能に従う
- 近道が好き
- バイアスや誤りが起きやすい

システム2は論理的で遅い意思決定

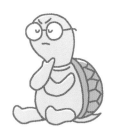

- ゆっくりと論理的に決定
- 決定するのに努力が必要
- 客観的で統計を重視
- 遠回りも嫌いじゃない
- バイアスや誤りが起きにくい

伝統的な経済学と行動経済学について

行動経済学は、システム1による意思決定、つまり、人の直感的な行動を対象とした学問です。一般的に、行動経済学は「人間が必ずしも合理的には行動しないことに着目し、伝統的な経済学ではうまく説明できなかった社会現象や経済行動を、人間行動を観察することで実証的に捉えようとする経済学」と定義されます。

行動経済学は、その名の通り経済学の一分野として、1990年代以降、急速に発展してきました。従来の伝統的な経済学では、人間を"ホモ・エコノミクス"とみなします。ホモ・エコノミクスとは、経済的合理性のみに基づいて個人主義的に行動する人間のことをいい、人間は合理的に行動するとみなします。一方の行動経済学は、人間は必ずしも合理的に行動するわけではないことを前提としています。

ナッジとは？

行動経済学が特に注目されるようになったのは、

カーネマン氏らに続き、2017年に行動経済学者のリチャード・セイラー氏らがノーベル経済学賞を受賞したことがきっかけでした。セイラー氏らの著書名は、ずばり『Nudge』（翻訳本は『実践 行動経済学』）です。

ナッジの定義はいくつかありますが、ここでは「人々を強制することなく、望ましい行動に誘導するシグナルまたは仕組み」と定義します。また、ナッジには、「ひじで軽くつく」「知らず知らずに」「そっと後押し」などの意味もあります。行動経済学のさまざまな理論を活用して、人を望ましい行動に促すものこそが"ナッジ"です。ちなみに、行動インサイト（Behavioral Insight）という言葉もほぼ同義語として使用されます。

ナッジをうまく活用した事例は、私たちが暮らす街の中にもたくさんあります。例えば、ごみのポイ捨て防止を目的にした「バスケットボールのゴールを模したごみ箱」、エスカレーターではなく、すすんで階段を使用してもらうために階段を大きなピアノに見立て、一段一段に鍵盤の絵を描いた「ピアノ階段」、アルコールの手指消毒を促す動線を意識した「床の矢印マーク」などです。

もっと知りたい！

ナッジとゾウ

ナッジでは、ゾウの親子のイラストがよく使用されます。行動経済学の代表的な研究者でノーベル経済学賞を受賞したリチャード・セイラー氏の『Nudge』（邦訳：『実践 行動経済学』）の本の表紙にも使用されています。親のゾウが、鼻で子どものゾウを何かに誘導している様子を示しています。まさに、それとなく行動を誘導するナッジを表しているのです。

保健事業での活用が期待される行動経済学とナッジ

保健指導や健康づくりに携わっている私たち専門家は、人々を行動変容させることにいつも苦労しています。何度も指導しても、知識や情報を提供しても、不健康な行動（喫煙、飲酒、食べ過ぎなど）をやめたり、健康な行動（適度な運動、バランスのよい食事など）を始めたり、継続したりすることは、とても難しいものです。そのような人の多くは、頭では分かっていても、行動変容できないのです。

私たち専門家は、これまで"行動科学"を勉強してきました。その多くは、従来の古典的経済学と同様に、人を論理的に行動変容させる、システム2による意思決定を促すものでした。しかし、人は多くの場合、システム1で意思決定をしています。そのため、人の不合理な行動に対して、いくら論理的に意思決定を促しても行動変容は難しいのです。

そこで、知らず知らずに、不健康な行動をやめてもらったり、健康な行動を始めてもらったりする一つの手法として、システム1を刺激する行動経済学の考え方が、健康分野の専門家にも必要となってきているのです。私たちには、こうした行動経済学とナッジをうまく活用して、人々を健康的で好ましい行動に導くことが期待されています。

■ 知っておきたい、人の意思決定のクセ

人には、ある程度の意思決定のクセがあります。この"クセ"が人の行動に影響を及ぼすのですが、それらは行動経済学とナッジの理論でも説明することができます。いくつか例をご紹介しましょう。

意思決定のクセ❶　フレーミング　大将を勇気づける言葉

NHKの大河ドラマ『どうする家康』で、武田信玄と戦うことを悩む徳川家康が「十に九つは負ける」と口にしたことに対し、家臣の本多忠勝が「十に一つは勝てる」と勇気づけるシーンがありました。勝つ確率は1割と同じなのですが、意気消沈していた家康は忠勝の言葉に動かされ、厳しい戦に赴く決心を固めます。

このように、同じ内容であっても、表現の仕方で受け取り方が異なる傾向があります。これを"フレーミング"と呼びます。

フレーミングの"フレーム"は、絵画や写真のフレームと同じで、同じ絵画や写真でもフレームが異なれば、全く異なる印象になります。同様に、何かを伝える場合、言葉の使い方や言い方などによって、人の受ける印象は異なるのです。

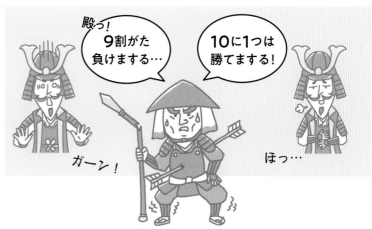

同じ内容であっても、表現の仕方で受け取り方が異なる。

フレーミングには、得や利益を強調する「利得フレーム」と損や不利益を強調する「損失フレーム」があります。例えば、減量を目的とした保健指導を行う場合、減量したときのメリットを伝えるのが利得フレーム（「着られなくなった服が着られるようになります」など）、減量しない場合のデメリットを伝えるのが損失フレーム（「心疾患や脳血管疾患などのリスクが高まります」など）です。どちらが効果的なのかは、対象者の特性や関心事などによって変わってきます。さまざまなメッセージや伝え方を工夫することが大切です。

意思決定のクセ❷　損失回避　喜びはどちらが大きい？

何かのご褒美として、「500円もらう」ことと、「1,000円もらって500円返す」ことでは、どちらの方が喜びは大きいでしょうか。

損失による満足感の低下は、利得による満足感の増加よりも大きくなります。つまり、人は「損をしたくない」という意識が働きやすいのです。これを"損失回避"と呼びます。

テレビショッピングなどでは、よく返品無料の商品がありますが、返品する人はほとんどいないようです。これは、一度自分のものになると失いたくないという気持ち（損失回避）が働くためです。

損失回避は、健康づくりの取組に応用することができます。例えば、健康診断（以下、「健診」という。）の受診勧奨で、単に「健診無料」とするよりも「市の補助により5,000円の健診が無料になります」とした方が、受診動機が高まるとされています。

> \ 手元に残る金額は変わらないのに… /
>
> 500円もらった！
>
> 1,000円もらったけど500円返さなくてはならない
>
> ラッキー！
>
> しゅん…

「損失による満足感の低下」は「利得による満足感の増加」よりも大。

意思決定のクセ❸　デフォルトオプション　どちらを選ぶのが多い？

保健指導の案内を通知する際、保健指導を「希望する場合に申し出る」のか、「希望しない場合に申し出る」のか、どちらが希望者の増加につながるでしょうか。

右のサラダの例でも分かるように、人は、あらかじめ提示されたものに従いやすい傾向があります。これを「デフォルトオプション（初期設定）」あるいは「デフォルト」と呼びます。関連する理論として、「オプトイン・オプトアウト」もあります。保健指導を受けてほしい場合は、デフォルトを「希望する」に設定しておき、「希望しない場合に申し出る」案内方法にするとよいでしょう。

デフォルトやオプトイン・オプトアウトの例はたくさんあります。後発医薬品（ジェネリック医薬品）の処方は、以前は、オプトイン（患者が希望した場合のみ医師が処方）でしたが、今はオプトアウト（医師が「変更不可」としない限り、後発医薬品に変更可能）となっています。オプトインからオプトアウト（デフォルトを後発医薬品）にすることで、後発医薬品の処方が大幅に増加しました。

デフォルトは、最も効果的なナッジの一つです。例えば、職場の定期健康診断（以下、「定期健診」という。）は、受診することがデフォルトになっています。保健指導でも、対象者は原則全員利用することをデフォルトにすると、利用率も高まります。

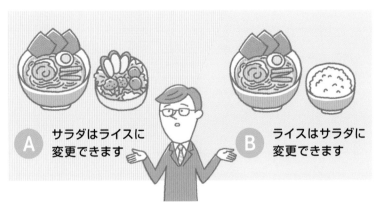

\ サラダを食べる人が多いのはどちらのメニュー？ /

Ⓐ サラダはライスに変更できます

Ⓑ ライスはサラダに変更できます

答えはⒶ。人は最初から提示されたものに従いやすい。だから、サラダのセットを初期設定にしておけば、サラダを食べる人が多くなると考えられます。

他にもある! 行動経済学とナッジの主な考え方

　他にも、行動経済学とナッジにはさまざまな理論や考え方があります。ナッジは「強制することなく」がポイントであるため、一般的には、効果的な情報提供や健康的な選択がしやすく、行動変容しやすい環境づくりや仕掛けも含みます。行動経済学とナッジの主な考え方を 表1 に示しました。

　「アンカリング」は、先行する刺激やヒントに引きずられることを意味します。アンカー（船のいかり）を想像するとよいでしょう。「10万円が今なら5万円」というキャンペーンの案内は、10万円という先行する数字により、5万円が安く感じてしまいます。

　「プロンプト」もアンカリングに近い意味で、行動を生じさせるための手がかりやヒントのことです。例えば、「健診のポスターを見たことがある」「かかりつけ医に健診を受けましょうと言われた」などがプロンプトになり、健診の案内があったときに、受診を申し込みやすくなります。行動のきっかけになる情報や刺激をできるだけ多く提供すること

が大切です。

　「異時点間選択」も健康行動にとって重要な考え方です。例えば、喫煙は肺がんや心疾患などの大きなリスクですが、その一方で、ニコチンの依存症状を緩和し、気分が楽になるといったことがあります。デメリットである健康被害と、本人にとってメリットであるニコチン依存の解消を比較すると、明らかにデメリットの方がダメージは大きいはずです。しかし、デメリットが起こるのは一般的に遠い将来の話になります。"今"と"将来"という異なる時点の出来事では、今の方を過大に、将来のことを過少に評価してしまうのです。今を重視する傾向を"現在バイアス"とも呼びます。これは、喫煙だけではなく、多くの不健康な行動に当てはまります。健康リスクをしっかりと伝え、将来を見据えて、不健康な行動の改善を勧めることがポイントです。

　褒美や報酬などを与える「インセンティブ」、人との約束や自分に宣言する「コミットメント」については、Chapter2で詳しくご紹介します。

表1 行動経済学とナッジの主な考え方

考え方	説　　明	例
フレーミング	同じ内容でも表現により意思決定への影響は変わること。	「赤身80%の牛肉」は「脂肪20%の牛肉」より健康によい印象がある、など。
損失回避	損失による満足感の低下は、利得による満足感の増加よりも大きい、得よりは損したくないということ。	バイキングで元をとろうとつい食べ過ぎてしまう、など。
デフォルトオプション	あらかじめ設定された標準的な選択肢（初期設定）をそのまま受け入れること。	定食にサラダを付けると野菜摂取量が増える、など。
オプトイン／オプトアウト	オプトイン＝選択して参加（デフォルトは不参加）、オプトアウト＝選択して参加しない（デフォルトは参加）こと。	一般的な保健指導の申し出（希望者が申し出る＝オプトイン）、後発医薬品（ジェネリック医薬品）の処方（＝オプトアウト）、など。
アンカリング	先行する刺激やヒントによって、後の判断が引きずられること。	「健診自己負担1,000円」よりも「健診費用3,000円が自己負担1,000円」の方がお得と判断する、など。
プロンプト	行動を生じさせるための手がかりやヒント、手助けになるもの。	健診を受ける日をまず記載してもらう、スマートフォンなどで運動を促す通知を時間設定しておく、など。
異時点間選択	"今"と"将来"のように、異なる時点での選択を迫られること。近視眼、現在バイアスなどとも呼ばれる。	喫煙者は、"将来"の重いリスク（＝肺がん）よりも、"今"の小さな快楽（＝ニコチン依存の解消）を選ぶ、など。
インセンティブ	褒美を与えること。逆インセンティブ（ペナルティ）やあらかじめお金などを預けておくデポジットもある。	健康ポイント制、禁煙成功者への報酬、など。
コミットメント	将来の自分が行う行動や選択を約束することで、目標が達成しやすくなること。	同僚や家族へのダイエット宣言、禁煙に失敗したら罰金を約束する、など。

■ ナッジを保健事業に活用するメリット

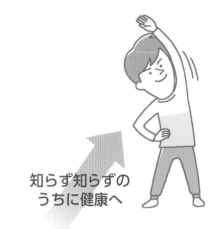

知らず知らずの
うちに健康へ

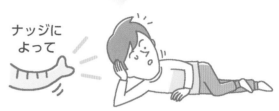

ナッジに
よって

ナッジの陰には
健康格差と健康無関心層あり

　行動経済学とナッジを保健事業に活用する理由は、先述のように、「行動変容の難しさ」があるからです。従来の行動科学に則り、システム2を刺激して論理的に説明し、人を行動変容させるだけではなく、システム1を刺激しながら、直感的に行動変容を促すことが求められているのです。

　もう一つ、重要な背景として、「健康格差」と「健康無関心層」の視点があります。

　ここで、行動経済学とナッジが日本の公衆衛生や保健事業の中で注目されたきっかけをご紹介しましょう。行動経済学とナッジを公衆衛生分野にいち早く取り入れたのは、ハーバード大学のカワチイチロー教授です。カワチ教授の専門は社会疫学といわれる分野で、健康の社会的決定要因や健康格差について研究をされています。行動経済学とナッジの研究を進めている日本の研究者の多くは、カワチ教授から学び、インスパイヤーされているのです。

　健康には、社会経済的要因が大きく関係しています。例えば、学歴、職業、所得などです。社会経済的に恵まれた人は、知識もあり、ヘルスリテラシーが高く、経済的に余裕もあり、仲間にも恵まれ、健康的な生活習慣を得やすいことが分かっています。そして、それが健康格差を生み出す背景にもつながっています。

　健康格差を縮小させる一つの方法は、社会経済的要因や知識に関わらず、すべての人が健康的な生活習慣を得ることです。さまざまな社会経済的背景も含めたすべての人々が、自然と行動変容でき、健康的な生活を習慣化できる方法が求められており、その一つとして行動経済学とナッジが期待されているのです。

　また、最近では健康無関心層という言葉もよく耳にします。明確な定義はありませんが、健康への関心度が低く、健康リスクを持ちやすく、行動変容を起こしにくい人たちを指します。このような人たちには、従来の方法ではなく、知らず知らずに健康的な行動へと導く行動経済学とナッジの考え方を活用した方法が効果的であると考えられています。つまり、健康無関心層にも積極的にアプローチすることで、健康格差の縮小に寄与できる可能性があるのです。

情報提供型ナッジと仕組み型ナッジ

　ただし、行動経済学とナッジを活用した保健事業がすべて、健康無関心層の行動変容や健康格差の縮小に効果的というわけではありません。ナッジにもさまざまな手法がありますし、それぞれに向き不向きもあります。

　ナッジは、大きく「情報提供型」と「仕組み型」に分けることができます。ナッジの定義で示した通り、「人々を強制することなく、望ましい行動に誘導するシグナルまたは仕組み」の中の"シグナル"が情報提供型、"仕組み"が仕組み型に該当します。情報提供型は、フレーミングやアンカリングなど、仕組み型はデフォルトなどです。

　情報提供型は、知識や認識などの影響を受けやすいため、健康に関心がある人への効果が大きくなりがちです。一方、仕組み型は、健康への関心の程度に影響されにくいと考えられます。ナッジというと、受診勧奨通知など、情報提供の内容や方法の工夫（つまり、情報提供型）をイメージする人も多いよ

うですが、むしろ、ナッジの神髄は仕組み型といえるでしょう。

ナッジを導入する際のメリット

ナッジを活用した保健事業は、導入のしやすさという点でもメリットがあります。

1) 費用対効果の高さ

例えば、特定健康診査(以下、「特定健診」という。)の受診率や特定保健指導の終了率を引き上げたいという際に、事業の案内通知を見直し、これまで以上の受診を促すということが考えられます。人間ドックの検査項目を増やすというような根本的な見直しではなく、事業そのものを変えずに、見せ方を変えることで効果を発揮することができます。先行事例を参考に、担当者レベルで見直しを行うことは、最も費用をかけずに効果を得ることができる、費用対効果が高い改善といえます。

特に、事業の見直しを行う際は、関係者の説得が必要であり、効果が得られなかった場合はどうするのかという後ろ向きな議論に終始しがちです。このため、ナッジを活用した保健事業の改善は、なるべく費用をかけずに、先行事例と同水準の効果が得られるであろうと説得することも可能です。

2) 先行事例の横展開で導入しやすく

先行事例を実施済みの健康保険組合(以下、「健保組合」という。)や自治体が増えてきており、保健事業を改善することへの関係者の理解も得やすい環境になっています。特に、先行実施済みの健保組合や自治体では、すでにナッジを活用した保健事業の改善を行っているケースもあり、まずはその事例を真似てみることも、十分な改善につながります。

ナッジを取り入れることにより、保健事業への参加率等が向上した場合、ナッジによる効果測定を精緻に行うことは難しいですが、前年度よりも何ポイント上昇すれば効果ありと解釈する、などと、まずは大まかな評価指標を設定し、無理のない範囲から導入してみるとよいでしょう。

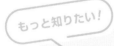
もっと知りたい！

ポピュレーションアプローチで格差拡大？

ポピュレーションアプローチは、集団全体の健康を高める(リスクを低下させる)方法です。ポピュレーションアプローチは、**図1**のように、健康リスクの分布を変えずに集団のリスクを低下させるとされています。しかし、実際は、**図2**のように、分布の形が変化しながら全体のリスクが低下することがよくあります。その結果、集団全体の平均的なリスクは低下しますが、格差は広がることになります。

健康教室や健康イベントでは、もともと健康な人や健康への関心が高い人が参加しがちで、本当に参加してほしい、健康リスクの高い人やいわゆる健康無関心層の参加はほとんどありません。集団全体の健康とともに、健康格差の影響も考える必要があるのです。これを踏まえ、仕組み型ナッジは、健康無関心層を含めて、すべての人の健康リスクを低下させる手法として活用できます。

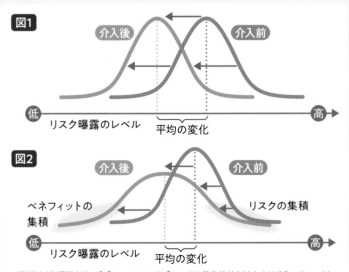

(引用文献) 福田吉治. ポピュレーションアプローチは健康格差を拡大させる? vulnerable population approachの提言. 日本衛生学雑誌. 2008；63：735-738. https://doi.org/10.1265/jjh.63.735

column

究極の仕組み型ナッジ
自然と健康になる環境デザインの可能性

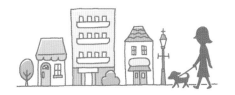

▌ 都市計画における環境デザイン

　普通に生活し、暮らしていれば、知らず知らずのうちに健康になれる、それが究極のナッジです。私たちの健康や生活習慣は、生活する環境に大きく影響を受けます。自然環境（National environment）や都市環境、特に、人工的につくられた環境（建造環境 Built environment）の健康影響がこれまでの研究で示されています。例えば、近くに公園や運動施設があること、歩行しやすい環境であること（ウォーカビリティ）等が身体活動に関係しているのです。

　環境デザインの取組の一つに"健康都市（Healthy City）"があります。健康都市の考え方は、欧州を中心とする国々の都市で生まれ、WHOもさまざまな国での取組を推進しています。健康都市計画は、生活環境や職場環境そのものに介入する予防医学的アプローチで、その効果は対象者の健康への関心のレベルによらないため、健康無関心層にも働きかけることができます。

　海外では先進的に健康都市計画を推進している事例が多くあります。例えば、フィンランドのトゥルク市では、「Motion 2000」プロジェクトとして、個人および社会・物理的環境に関連するすべての要因への包括的アプローチによって、市民がいかに活動的な生活を高めるのかを実証しました。具体的には、身近なヘルスセンターで定期的な健康教育やカウンセリング、緑地でのトレイルを推奨する環境デザインなどを実施しました。結果、1993年から2004年の間で、健康を維持するために十分な身体活動（週に3回、軽度発汗）をしている市民の割合が28%から42%に上昇しました。

　日本では、静岡県三島市が、"健幸"都市づくり「スマートウエルネスみしま」を推進し、市民が自然と健康で豊かになれる新たな都市モデルの構築を目指しています。具体的な取組は、ウォーキングをはじめとする運動やスポーツを実践できる環境整備、歩いて暮らせる街づくり設計、ノルディックウォーキングの推進、健幸アンバサダー養成などです。結果、2011年から2016年にかけて、1日1時間以上身体活動をしている人の割合が、男性で57.9%から58.2%、女性で68.5%から79.3%と上昇しました。

（参考文献）
- 国土交通省. 健康・医療・福祉のまちづくりの推進ガイドライン（技術的助言）参考資料.
  https://www.mlit.go.jp/common/001049457.pdf
- スポーツ庁. 平成30年度スポーツ人口拡大に向けた官民連携プロジェクト・ビジネスパーソン向け国民運動（スポーツ推進企業の認定等による普及啓発事業）事業報告書.
  https://www.mext.go.jp/sports/b_menu/sports/mcatetop05/list/detail/__icsFiles/afieldfile/2019/04/15/1415485_002.pdf

▌ 職場における環境デザイン

　企業でも、規模を問わず環境デザインを取り入れている職場が増えています。

　例えば、立位作業が可能な昇降デスクの導入、自由に選択できる共用席の増設、さまざまな目的地にアクセスできる回遊型の通路の設置、フロア内を積極的に歩くことを目的にフロアを1周できるような広い動線の確保、カーペットの色を変えて回廊を表現し、自然と歩きたくなるような環境をつくるなど、社内の環境を変えることで自然と身体活動を促す、究極の仕組み型ナッジともいえる、さまざまなアイデアが実践されています。

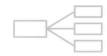

02 ナッジを上手に使うための フレームワーク

保健事業に活用しやすいように整理されたフレームワーク 「MINDSPACE」「EAST」「CAN」を理解しましょう。

■ 3つのフレームワークを知ろう

これまで説明してきたように、行動経済学とナッジの考え方は多岐にわたります。中には、理解が難しかったり、実際の事業へ活用がしにくかったりするものもあります。そこで、重要かつ現場での活用がしやすいナッジをまとめたフレームワーク（チェックリストとも呼ぶ）を理解しておくと便利です。

本書では、代表的なフレームワークとして「MINDSPACE」「EAST」「CAN」の3つをご紹介します。いずれも、行動経済学とナッジの代表的な考え方の頭文字をとったものです。まずは、3つのフレームワークを理解し、Chapter2で具体的な活用事例を通して実践へのイメージをつかんでいきましょう。

■ MINDSPACE

MINDSPACEは、英国ナッジ・ユニットThe Behavioural Insights Team（BIT）*が提唱した、ナッジのエッセンスを体系的に整理したフレームワークです。

表2 に示したように、Messenger（メッセンジャー）、Incentives（インセンティブ）、Norms（規範）、Defaults（初期設定）、Salience（顕著性）、Priming（潜在意識）、Affect（情動）、Commitments（コミットメント）、Ego（エゴ）の9つの行動特性から成り立っています。網羅的に代表的なものを集めていますが、Salience、Priming、Egoなどは言葉や意味がやや難しいところもあります。本書では、多くの取組が必要とされる健診や保健指導の勧奨での活用をご紹介します。

(Chapter2-03参照)

表2 保健事業に活用できる3つのフレームワーク

MINDSPACE：ナッジのエッセンスを体系的に整理		健診受診勧奨・保健指導に活用しやすい
Messenger	メッセンジャー	権威者や重要な人からの情報に影響を受ける。
Incentives	インセンティブ	行動すると得する・しないと損する（ように思える）。
Norms	規範	他の人が行っていること（社会規範）に影響を受ける。
Defaults	初期設定	あらかじめ設定されたもの（初期設定）に従う。
Salience	顕著性	目立ったり、自分に適していると思うものに引かれる。
Priming	潜在意識	潜在意識が行動のきっかけになる。
Affect	情動	感動するものに引かれる。
Commitments	コミットメント	約束を公表すると実行する。
Ego	エゴ	自分に都合のよい、あるいは心地よいことを行う。

■ EAST

　EASTは、MINDSPACEと同じく英国のBITが提唱したものです。Easy(簡単)、Attractive(魅力的)、Social(社会規範)、Timely(時期)の４つからなり、より現場で活用しやすいフレームワークです。

　Easyは、物事を簡単にして行動しやすくすることで、例えば、あらかじめデフォルトで設定されていれば選択しやすくなる、手続きを簡略にすれば申し込みやすくなる、といったことです。Attractiveは、物事を魅力的にして人を引き付け、望ましい行動を促すことです。魅力的なデザインで注目させる、表彰や賞金などのインセンティブを設けて参加を促すことなどもその一つです。Socialは、人は皆が行っていること(社会規範)に影響されやすいという傾向を活用し、望ましい行動を後押しすることです。禁煙宣言などを周囲へ公言(コミットメント)することなどもこれに含まれます。Timelyは、適切な時期に物事に介入することで、例えば結婚、就職などのライフイベント、あるいは健診前後など、その人にとって関心が高いタイミングで働きかけを行うことです。本書では、運動・身体活動支援での活用をご紹介します。

（Chapter2-02参照）

■ CAN

　CANは、Convenient(便利)、Attractive(魅力的)、Normative(日常的・当たり前)の３つからなります。食行動・食生活支援分野で行動経済学とナッジを用いて先駆的に実証研究を重ねてきたブライアン・ワンシンク氏により、健康的な食の選択と摂取を推進する考え方として示されました。EASTとほぼ共通で、Convenientは"EASTのEasy"、Attractiveは"EASTのAttractive"、Normativeは"EASTのSocial"に相当します。

　Convenientは、健康的な食べ物を、目に付きやすく、注文しやすく、手に取りやすく、食べやすくすること、つまり便利にすることを意味します。Attractiveは、名前、見た目、価格、期待感を魅力的にすること、Normativeは、健康的な食べ物を多く選択・摂取するように、注文、購入、取り方や盛り方、食べ方(食べる種類や量)を当たり前にしたり、日常化することです。これらは食の選択を左右し、味の評価も相まって、習慣的な行動へと変化していきます。本書では、食行動・食生活支援での活用をご紹介します。

（Chapter2-01参照）

---

*BIT　The Behavioural Insights Team(BIT)は、2010年に英国の内閣府にできた組織で、政策のさまざまな分野にナッジを応用することを目的として設置されました。通称、"ナッジ・ユニット"とも呼ばれています。その後、他国や国際機関などでも同様の組織が設立されました。日本でも、2017年に日本版ナッジ・ユニット(BEST：Behavioral Sciences Team)が環境省に設置されました。

EAST：MINDSPACEをより使いやすくしたツール　▶ 運動・身体活動支援に活用しやすい

Easy	簡単である	簡単にする、手間を省くこと。例えば運動しやすくする、体を動かしやすくするなど。 Easyは、ナッジを活用した取組を行う上で最も重要な要素である。
Attractive	魅力的である	魅力的であったり、魅力的に思わせたり、お得にしたりすること。魅力的な工夫や仕掛けは参加率などに影響しやすい。
Social	社会規範となっている（皆が行っている）	社会的であること、主に、社会規範や皆が行っていることを意味する。広く捉えれば、運動や身体活動をしやすい環境をつくることも含まれる。
Timely	時期が適切である	時期を適切にすること。告知などの広報活動をする場合にもTimelyを意識すると効果的。

CAN：健康的な食の選択と摂取を推進するためのツール　▶ 食行動・食生活支援に活用しやすい

Convenient	便利である	目に付く、注文しやすい、手に取りやすい、食べやすい、調理が簡単。
Attractive	魅力的である	名前、見た目、価格（お得感）、健康によさそう（期待）。
Normative	日常的・当たり前	すでに決まっている、皆がそうしている、いつもそうなっている。

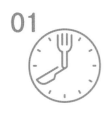

Chapter 2 ナッジを応用した取組のヒント

ナッジは、日常生活や日々の業務の中で、幅広く応用することができます。フレームワークをもとにした取組のヒントから、自分たちの保健事業にどう活かせるか考えてみましょう。

01 食行動・食生活支援に「CAN」を活かす

食行動や食生活支援へのナッジの応用は、「CAN」のフレームワークが適しています。取組に活かすヒントと好事例をもとに、健康的な食の選択の推進にお役立てください。

■「CAN」のフレームワーク

CANは、ワンシンク氏により提唱されたナッジのフレームワークの一つです。CANは、3つの重要なナッジの要素である、Convenient（便利）、Attractive（魅力的）、Normative（当たり前）から構成されます。ワンシンク氏は、行動経済学とナッジを食行動に応用する研究を行ってきました。その知見に基づき、健康的な食の選択と摂取を促す考え方として示されたCANは、食行動や食生活支援に適したフレームワークです。

図3 に示すように、食べ物が、目に付きやすく、注文しやすく、手に取りやすいなどの便利であること、名前や見た目、価格などが魅力的であること、そして、注文や購入、食べ方（食べる種類や量）などを決めておくと、選択されやすくなります。そして味の評価により、自分に合っていると思えば、その食べ物が習慣的に選択されていきます。健康によい食事や食生活を促したい場合は、CANを意識してアプローチしてみましょう。

図3 CANアプローチ

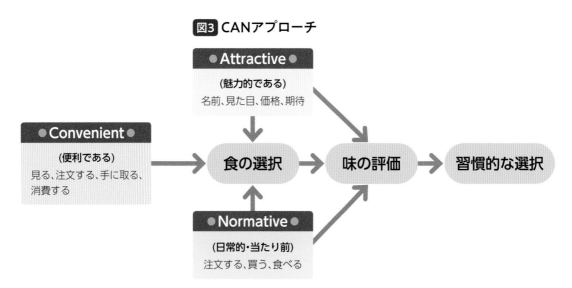

（引用文献）Wansink B. Slim by design: moving from can't to CAN. Roberto C & Kawachi I. Behavioral Economics & Public Health. New York: Oxford University Press; 2016. 237-264.
※上記文献をもとに筆者が翻訳。

① Convenient（便利である）

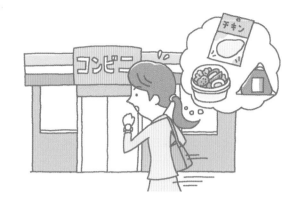

Convenient（コンビニエント）は、便利である、つまり、食の選択を便利にすることを意味します。健康的な食べ物を「〜しやすく」するとよいです。例えば、手に取りやすくする、選びやすくする、買いやすくする、食べやすくする、調理しやすくするなどです。ナッジの理論では、Easy（簡単）、Defaults（初期設定）などが関連します。

健康的で理想的な食行動や食生活は、複雑な作業や工程が必要なことが多いです。毎日の食事で、高級旅館のような手の込んだ料理や栄養満点のお弁当をつくることができればよいのですが、仕事や家事、育児などに追われ、時間がない人たちにとっては現実的に難しいでしょう。

忙しく、時間がない日常生活の中で、少しでも便利で簡略化できる方法を人は求めてしまうのです。例えば、最も便利で普及しているものといえば、コンビニエンスストアでしょう。

いつでも何でも必要なものはたいていそろっていますし、複雑な調理なども必要ありません。最近では、健康志向で種類豊富なサラダやパウチ状の総菜、レジ横のお菓子など、手に取りやすい陳列方法や食べやすい食品の工夫がされています。

このように、日々の食行動や食生活でも、健康的な食の選択を便利にする仕組みや仕掛けがあると、行動変容を後押しできます。

取組のヒント

手に取りやすくする

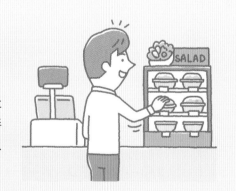

● レジの近くに野菜や果物を陳列する

一般的なコンビニエンスストアやスーパーのレジ近くには、ちょっとしたお菓子や簡単に食べることができるものが陳列されています。手に取りやすく、目に付きやすい場所に野菜の小鉢やサラダ、野菜スティック、カットされた果物などがあれば、選択されやすくなります。

● Grab and go（グラブアンドゴー）スタイルで健康的な食品を提供する

海外のスーパーでは、レジの近くに野菜や果物をメインとしたシリアルバーやドライフルーツなどが置かれているところもあります。社内で休憩用にお菓子などを提供している場合は、すぐに取って食べられる食品を健康的なものに変えるとよいでしょう。

● テイクアウトメニューを健康的なメニューにする

最近では、大企業だけではなく、中小企業でもキッチンカーを導入するケースが増えています。ある企業では、月2回イベント形式でキッチンカーを導入し、健康的なメニューを提供しています。

食べやすくする

● 野菜スムージーやカット果物を配置する

　地域で採れた規格外の野菜・果物などを安価に仕入れて、野菜スムージーやカット果物を提供するとコストカットにつながり、不足しがちな野菜や果物類を摂取しやすくなります。

　スムージーのレシピを数種類準備しておき、自らミキサーでスムージーをつくる仕組にすると、Attractive（魅力的）の要素も活かすことができます。

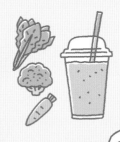

● 野菜料理などを提供するお店を利用する

（東京都足立区：あだちベジタベライフ）

　東京都足立区では、健康寿命が都平均より2年短く、糖尿病の有病率が高いことから、糖尿病をはじめとした生活習慣病を予防するために、「野菜から食べる」「野菜を3食しっかり食べる」「野菜をよく噛んで食べる」"あだちベジタベライフ～そうだ、野菜を食べよう～"という取組を推進しています。

　足立区内には、野菜や野菜総菜の販売、野菜たっぷりメニューの提供、ベジ・ファーストメニュー（食前ミニサラダ）の提供などを行うベジタベライフ協力店が約900店舗あります。最近では都平均と2年あった健康寿命の差が、男性は0.1歳、女性は0.4歳縮小するなど成果も現れています。

（参考文献）東京都足立区　衛生部こころとからだの健康づくり課
https://www.city.adachi.tokyo.jp/kokoro/fukushi-kenko/kenko/begitabe-life.html

調理しやすくする

● カット野菜やキューブ型の冷凍魚を利用する

　保健指導などで、調理が苦手な人や時間がない人に、野菜や魚の摂取を促したい場合は、冷凍のカット野菜やキューブ型の冷凍魚などをおすすめするとよいです。最近、下処理の必要がなく骨も取り除かれているキューブ型の冷凍魚が販売され話題になりました。こうした調理しやすい食材と簡単な調理方法を合わせて情報提供（保健指導やパンフレット、健康情報の配信など）をしましょう。

不健康なものを不便にする（逆Convenient）

● ドリンクバーとお菓子コーナーを離す

　海外の大企業で行った検証では、入手しやすい場所に飲み物とお菓子があると、その両方を取る確率はそうでない場合と比べて50%高かったという報告があります。反対に、設置場所をあえて不便にすることで、摂取カロリーの削減が期待できます。

● 醤油やソースの瓶を個々のテーブルの上に置かない

　あえて入手しにくい配置にする、入手しやすい場所に不健康なものを置かないといった工夫は効果的です。

② Attractive（魅力的である）

Attractive（アトラクティブ）は魅力的、つまり、魅力的であったり、魅力的に思わせたり、お得にしたりすることを意味します。例えば、健康的な食べ物について、値段を安くする、値引きをする、見た目（盛り付けや色合いなど）をよくする、名前を工夫するなどです。ナッジの理論では、フレーミング、Incentives（インセンティブ）、Priming（潜在意識）が関連します。

人は自分にとって魅力的なものや行動などを自然と選択しています。特に、関心があることや得をすること、流行のものや希少性のあるものに引かれやすいでしょう。例えば、遠方に仕事や旅行に行った際、地域限定の食品やお土産は必ず何か買いたくなりますし、高級なレストランで出てくる料理が美しいお皿にきれいに盛り付けてあれば、より一層おいしく感じます。値段がリーズナブルなセットメニューに山盛りのサラダが付いていたら、お得感や満足感が高まります。

このように、人が何かを選択するとき、最もシステム１（直感的思考）として働きやすいのがAttractiveなのです。Attractiveは一般的なマーケティングの分野で広く活用されています。身近な商品のパッケージやキャッチコピーなど、普段は何げなく見ているものでも、健康づくりの分野で活かせるヒントがたくさんあります。

取組のヒント

魅力的な価格にする

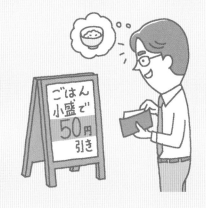

● **ごはんを減らして50円引きにする**

定食の主食（ごはん）を50g減らし、通常の定食（400円）から値引きした定食小盛（350円）をメニューに加えることでお得感が得られますし、カロリーも削減することができます。

● **グラムビュッフェを実施する**

米、肉、魚、野菜などをセルフサービスで好きなように盛り付け、1g当たりで価格を計算する方法です。

● **主菜の付け合わせ（野菜）を食べ放題にする**

ごはんやみそ汁などが多いですが、代わりに、野菜を食べ放題にすると効果的です。

> 価格は最も分かりやすい魅力の判断材料です。健康的なメニューを安く、お得にするのが、健康的な食生活の習慣化への近道です。しかし、野菜や果物は相対的に値段が高い傾向にあります。健康的なメニューには会社から補助を出すなどの工夫が望まれます。

魅力的な見た目にする

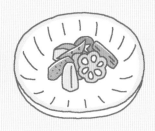

● **盛り付けや食器などを工夫する**

盛り付けや食器などによって、料理の印象は大きく異なります。きれいな食器に少量を盛り付けるとよりおいしそうに見え、食べ過ぎも予防できます。

● 健康的なメニューに彩りや食材の飾りを付ける

健康的なメニューや食品は、味気ない、おいしくないといったイメージが古くからあります。彩りが豊富になるように食材を選択したり、食材で飾り切りしたりと、メニューの見た目を鮮やかに美しく見せる工夫だけでも印象は変わります。

● パッケージの高さを高くすると、健康的に見えて、選択されやすい

少し高価なドレッシングなどは、パッケージの高さが高いことがあります。また、野菜やサラダなども高く盛るとおいしそうな印象になります。このように、見た目の高さが高い方が魅力的で健康的な印象になるとされています。

魅力的な名前にする

● 五感に訴えるネーミングにする

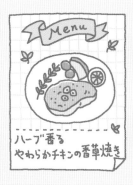

視覚：「野菜たっぷり」「ボリューム満点」「ふっくら焼き立て」「まるごと」「○○を
　　　添えて」　など

嗅覚：「だし香る、ハーブ香る」「○○の風味豊か」「○○仕立て」「香ばし」　など

聴覚：「コトコト煮込んだ野菜スープ」「ざくざく」「ゴロゴロ野菜」　など

触覚：「サクサク」「しっとり」「なめらか」「とろける」「あったか」「ふわふわ」　など

味覚：「こく旨」「あっさり」「さっぱり」「濃厚」「まろやか」「極上」　など

> 人は食事をするとき、メニューを見て食べるものを決めます。そして、五感すべてで「おいしさ」を判断するといわれています。社員食堂のメニューでも、特に選択してほしい料理(野菜料理や健康的なメニュー)を五感に訴えるようなネーミングにすると選択される傾向があります。

● 産地や鮮度を表す

「○○産」「○○さん家の」「朝採れ」「朝摘み」「産地直送」「しぼりたて」　など

● 量や限定感を演出する

「1日分の野菜がとれる」「○○品目の」「限定○食」「厳選食材」「期間限定」　など

> 産地や鮮度、量や限定など、その食材や料理の"特別感"を演出するようなネーミングは、潜在意識や感情に働きかけることができます。

その他

● アナウンスの最初と最後に選択してほしいメニューなどの情報を流す

聴覚情報は、最初と最後が耳に残りやすいとされています。社員食堂がある会社であれば、おすすめメニューや健康的なメニューなどを最初と最後にアナウンスすると選ばれやすくなります。仕出し弁当で複数種選べる場合も、おすすめをアナウンスしたり、それが難しければ、視覚情報としておすすめを掲示したりすることもできます。

● ビュッフェや食べ放題などで、健康的なメニューを最初と最後の方に設置する

聴覚情報と同様に、視覚情報も印象に残りやすいです。選択してほしい健康的なメニューを最初と最後の方に設置し、彩りや見た目、食材の説明などを工夫するとよいでしょう。

③ Normative（日常的・当たり前）

Normative（ノーマティブ）は、当たり前や日常化することを意味します。健康的な食べ物を食べることや選ぶことを日常的な習慣にする、無意識のうちに選ぶことが当たり前になるような仕組みにするなどです。ナッジの理論では、Defaults（初期設定）やオプトアウトが関連します。

人はさまざまな自由選択の中で日々生活しています。選択肢が多いと、つい好きなものに偏ったり、面倒なことを避けたりしてしまいがちですが、それだけでは健康的な習慣が得られにくいことも事実です。ある程度"当たり前化"した環境や仕組みがあった方が、選択や行動を継続しやすいのです。

例えば、ボリュームを維持しつつ、適正なカロリーに調整されたお弁当の提供をDefaultsとしたり、冷蔵庫の中身の配分を区切ってお酒のストック量をあらかじめ決めておいたりと、強制まではいかなくとも、自然と健康的な選択をしているという環境や仕組みをどのようにつくるかがポイントです。ある程度"当たり前化"すると、人の行動特性である現状維持バイアス（現状維持を好む傾向）や同調効果（周りと同じ選択や行動をする）がよい影響として発揮され、健康的な選択が習慣化されやすくなります。

> 取組のヒント

薄味を当たり前にする

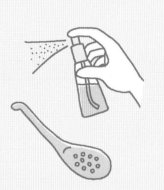

● **穴あきレンゲやスプレータイプの調味料入れなど、減塩対策用食器を設置する**

減塩対策用の器やアイテムを導入して、食環境自体を減塩化する工夫もできます。それにより減塩を当たり前とする環境が整備され、対策も進みやすいです。

● **みそ汁など、塩分濃度が高いメニューを薄味にする**

塩分摂取量を減らすためには薄味にすることが大切です。薄味はおいしくないと感じる人が多いですが、徐々に塩分を減らすなどすれば、自然と薄味に慣れてもらうことができます。

● **卓上調味料などを減塩のものに変更、個々の卓上には置かない**

普段使用する調味料などを減塩のものに変更し、Defaults（初期設定）にすることで減塩対策になります。また、個々の卓上に調味料を置くと、手軽さにより使用頻度が増えてしまいます。食事スペースに調味料専用のブースを用意し、個々の卓上には置かないようにする工夫もあります。

● **食べ物に含まれている塩分量を掲示する**

社員食堂のメニューやコンビニのお弁当など、普段食べているものの塩分量を掲示したり、情報提供したりすると、日常生活の中でどれほど塩分を摂取しているのかを知ることができます。それにより、自ら減塩を選択する動機にもつながります。

● **「麺類の汁は残しましょう」などの掲示をする**

塩分を減らすための習慣を自分で見つけてもらうための情報提供も必要です。

野菜や果物を多く食べる習慣を当たり前にする

● 主菜の付け合わせや定食の小鉢には
必ず野菜を多く付け、デザートには果物を提供する

習慣化のためには、Defaults（初期設定）の応用が有効です。主菜
の付け合わせ、定食の小鉢、食後のデザートなどで、野菜料理や果物
が必ず摂取できるようにするとよいです。

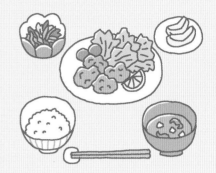

● 社員食堂のない事業所では、野菜たっぷり汁やサラダを
無料で提供する

持参したお弁当やコンビニ食のみでは野菜摂取量が不足しがちで
す。社員食堂がない代わりに、野菜料理を無料で提供することで、少
しでも摂取する習慣を付けられます。

● 自社レストランのメニューを冷凍パックにして
地方の事業所へ提供する（丸善食品工業株式会社：検討中）

社員食堂がなくても、野菜摂取量を増やすために工夫することができます。本社から野菜料理を提
供して、持参したお弁当やコンビニ食にプラスできるようにする、自社が保有するレストランの健康的
なメニューを冷凍パックで提供するといった方法などが検討されています。

● メニューのうち、野菜料理や付け合わせの野菜などを先に提供する
（東京都足立区）

p.16でご紹介したように、足立区では"あだちベジタベライフ"の取組の一環として、ベジ・ファース
トを推奨しています。先に野菜から食べることは、会社や家庭でも実践できます。

適量を当たり前にする

● ごはん茶碗など、主食の食器を小さくする

食事指導では、ごはん茶碗の大きさや形を変えることで、食事の量を
コントロールする方法が一般的です。

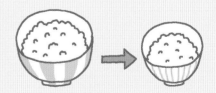

● お菓子を入れる箱などを小さくする

間食が多い場合は、お菓子入れを小さくすることがおすすめです。

● 大皿ではなく、1人用に分けたお皿で提供する

大皿からそのまま食べると、つい食べ過ぎてしまう傾向があります。あらかじめ、1人用の小皿に取
り分けておくと、適量が習慣化されます。これは、保健指導などでよく活用される方法です。

● 1日に食べる量をあらかじめ決めて、1回量を小分けにしておく

つい食べ過ぎてしまうお菓子などは、1日の1回量を小袋に分けるなど、小分けにしておくと適量
を維持することができます。

バランスよく食べることを当たり前にする

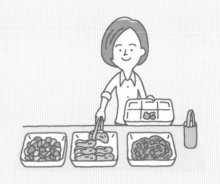

● **ビュッフェや食べ放題のプレートを、
小さく区切られたものにする**

　通常のプレートでは、盛り過ぎてしまうことが多いですが、最近ではお皿が区切られている食べ過ぎ防止プレートを導入しているお店もあります。

● **ポーション・コントロール・プレートを利用する**

　栄養バランスによって区切られたお皿を使用することで、偏りなくさまざまな食品を摂取することができます。ポーション・コントロール・プレートを用いた研究もあり、エビデンスが示されています（p.22「もっと知りたい!」参照）。

● **ショッピングカートを半分に区切り、肉魚用と野菜・果物用に分ける**

　ワンシンク氏は、ショッピングカートを半分に区切ることで、バランスよく食品を購入してもらうための工夫を示しました。日ごろ買い物に行く際には、カートやかごの配分をある程度決める、カートの1段目と2段目の分量をあらかじめ設定しておく（例えば、肉魚2：野菜果物3など）などの工夫を保健指導等で勧めるのもよいでしょう。

（参考文献）　Wansink B. Soman D & Herbst KC. Larger partitions lead to larger sales: Divided grocery carts alter purchase norms and increase sales. Journal of Business Research. 2017. 75(c). 202-209.

● **「3・1・2弁当箱法」を活用する**

　「3・1・2弁当箱法」とは、"1食に何を、どれだけ食べたらよいか"のものさしです。1食の量を身近な弁当箱で決め、その中に主食・主菜・副菜を3・1・2の割合につめる食事づくりの方法です。「3・1・2弁当箱法」には5つのルールがあり、「食べる人にとって、ぴったりサイズの弁当箱を選ぶ（例えば、1食700kcalがちょうどよい人は、700mlの弁当箱を）」「動かないようにしっかりつめる」「主食3・主菜1・副菜2の割合に料理をつめる」「同じ調理法の料理（特に油脂を多く使った料理）は1品だけ」「全体をおいしそう！に仕上げる」があります。

図4 「3・1・2弁当箱法」

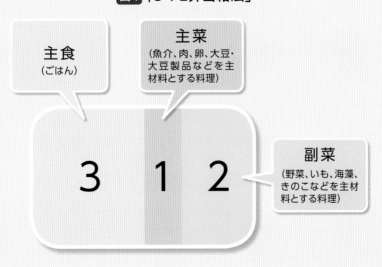

（参考文献）　NPO法人 食生態学実践フォーラムホームページ　https://shokuseitaigaku.com/bentobako

不健康な食べ物をなくす・少なくする

● 会社で契約している弁当業者を、健康的なメニューを提供している業者に変更する

塩分が多い、カロリーが高い、バランスが悪いなどの不健康なメニューをなくしたり、減らしたりすることが最も効果的です。現在のメニューを今一度、見直してみましょう。ただし、メニューを大きく変えることは簡単ではありません。不健康なメニューをすべてなくすのではなく、その数を減らし、選択肢を絞るような取組がよいでしょう。

● 塩分の多いラーメンなどをメニューから外し、代わりにスパイスの効いたエスニック料理などを提供する (LINEヤフー株式会社)

社員食堂のメニューでは、調理が簡単ですぐに提供できるラーメンなどの麺類が多いですが、塩分量が高く、肥満や高血圧を悪化させる要因にもなってしまいます。香辛料で味付けされたエスニック料理は、少ない塩分でも物足りなさを感じずに食べることができるため、ラーメンの代わりにエスニック料理を提供することも工夫の一つです。

● 毎日何種類ものデザートを提供するのではなく、1種類で低カロリーのものにする

デザートやお菓子は、いくつも種類があると食べ過ぎてしまうことも多いので、会社で提供する場合は、低カロリーのものを1種類に限定することで、余分なエネルギーの摂取を予防できます。

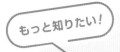

ポーション・コントロール・プレート

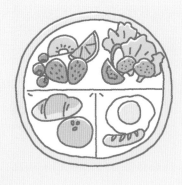

ポーション・コントロール・プレートとは、いくつかに仕切ったお皿のことです。通常、主食(炭水化物)、主菜(たんぱく質)、副菜(野菜・果物)の3つに区分けされています。それに合わせて料理を盛り付けると、バランスのよい食事をとることができます。

ポーション・コントロール・プレートを用いたある研究では、肥満を伴う2型糖尿病患者130名を対象に、ポーション・コントロール・プレートで食事を摂る群(介入群)と通常の食事指導を受ける群(対照群)で、6カ月後の体重が比較されました。

結果は、介入群では1.8%、2.1kg体重が減少しましたが、対照群では体重がほとんど変わりませんでした(0.1%、0.1kg減)。このように、お皿を変えるだけでも、かなりの減量効果があることが分かりました。

お皿や茶碗など、食器の大きさや形を変えることで、食べる量やバランスを調整することができます。社員食堂などのお皿をポーション・コントロール・プレートに変更すると、知らず知らずに、かつ、継続しやすいため、自然と習慣化が期待できます。

(参考文献) Pedersen SD et al. Portion control plate for weight loss in obese patients with type 2 diabetes mellitus: a controlled clinical trial. Arch Intern Med. 2007;167:1277-1283.

■ 好事例の紹介

「CAN」のフレームワークを応用した食行動・食生活支援の好事例を集めました。好事例をそのまま応用することもできますし、取り組めそうな方法をピンポイントで応用することも可能です。

便利なお手軽軽食で、朝食の喫食率アップ　Convenient

取組概要

この企業では、20〜30歳代社員の朝食欠食率が高く、栄養バランスより「何か食べる」ことを第一に、朝食喫食率の増加を目指した取組が行われました。朝食をビュッフェスタイルで提供していましたが、選ぶ手間がかかり喫食率が増加しなかったため、手軽に食べやすい3種類のメニュー（おにぎり2種・バナナ・ヨーグルト）に限定し、無料で提供されました。

・・・・・・・・・・・ ポイント ・・・・・・・・・・・

● 忙しい朝の時間帯に"選ぶ"という行動の手間を省いたことが喫食率の上昇につながったポイントです。また、無料で提供することで、社員がより手に取りやすくなります。

● 専門職や健康増進の担当者は、"栄養バランスが整った適正なカロリー"の食事を勧めがちですが、対象者にとっては、生活の中で優先順位が低いこともあります。「何か食べる」という習慣を身に付けることからスタートする、動機付けの要素をうまく活かしています。

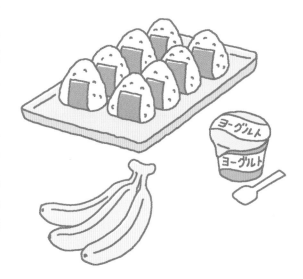

　無料で提供することが難しい場合は、インセンティブとしてポイント制を導入する方法もあります。例えば、1食につき1ポイント、10ポイントたまったら1食無料などです。また、自社に社員食堂がない場合は、コンビニで販売しているものを購入し、手作りセットをつくることも工夫の一つです。

価格と限定メニューで魅力度アップ！ スマートミール®弁当 Attractive

(埼玉県内中小企業)

取組概要

この取組は、従業員の減塩を目的に、1年間の食事介入を行い、その効果を測る調査のもと実施されたものです。メニューは日替わりの1種類のみで、丼ものなど他のメニューは450円のまま、スマートミール®弁当は100円を会社が補助しました。

※スマートミールとは、健康づくりに役立つ栄養バランスのとれた食事のこと。

ポイント

● 減塩やヘルシーなメニューは味気ない印象があり、それだけでは選択されないことが多いです。そのような場合は、違う側面で魅力的に感じられるような工夫が大切です。価格を安くしたり、日替わり1種類のメニューにしたりと、価格や希少性で魅力感を付加することもできます。

● 社員食堂がない企業などでも、スマートミール®弁当を提供する弁当業者の利用により、無理なく、おいしく、減塩が可能となります。

● 健康的なメニューや弁当は、「量が少ない」「味が薄い」などと、マイナスなイメージを持つ人も多いでしょう。しかし最近では、ボリュームも多く、味付けが工夫されているものがほとんどで、違和感なく食べることができます。

● この取組では、以下のように他のナッジも活かされています。

・スマートミール®弁当は日替わりの1種類のみとし、選ぶ手間を省いています。 (Defaults)

・健康的なメニューをなるべく多くの人に選択してもらうため、会社から1食100円の補助を出しています。 (Incentives)

豚肉とニンニク芽炒め
（エネルギー：791kcal, 食塩：3.4g）

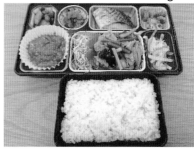

写真提供：株式会社 い和多　https://e-bento.co.jp/

効 果

図5 食塩摂取量, Na/K比の介入1年後の変化

食塩摂取量

1年後群間 調整P<0.001

対照群　13.0 → 13.1
変化量 0.1
(95%CI: -1.3, 1.6)

介入群　10.7 → 9.3
変化量 -1.4
(95%CI: -2.4, -0.5)

（食塩摂取量 (g/ 日)）
ベースライン　1年後

Na/K 比

1年後群間 調整P=0.007

3.57 → 3.64
変化量 0.07
(95%CI: -0.36, 0.50)

3.37 → 3.08
変化量 -0.29
(95%CI: -0.59, 0.01)

（Na/K 比 (mol/mol)）
ベースライン　1年後

調整P値：共分散分析による介入群と対照群の1年後の平均値の差の検定
共変量：ベースライン値, 学歴, 交代勤務の有無
Na/K比は非正規分布のため, 解析前に自然対数に変換した.

1年後に従業員の食塩摂取量は平均10.7gから9.3gに有意に減少しました。このときの調査対象である従業員のスマートミール®弁当の喫食割合は約3割でした。スマートミール弁当を選択するための工夫が、減塩に影響したことが分かります。

(参考文献)
Sakaguchi K, Takemi Y, Hayashi F, Koiwai K, Nakamura M. Effect of workplace dietary intervention on salt intake and sodium-to-potassium ratio of Japanese employees: A quasi-experimental study. Journal of Occupational Health. 2021 Jan:63(1):e12288.

自動販売機の無糖飲料を当たり前に

Normative

(株式会社ファイン流通)

取組概要

多飲によりエネルギーの過多につながる加糖飲料の摂取を減らし、無糖飲料の摂取を増やすことを目的に、企業内に設置された自動販売機の飲料の種類を、加糖飲料を極力減らし、無糖飲料を増やして配置等を工夫した取組です。消費本数でみると、加糖飲料は減少し、無糖飲料は増加しました。

・・・・・・・・・・・・・・・・・・・・・・・・ ポイント ・・・・・・・・・・・・・・・・・・・・・・・・

● 飲料の選択は、個人の嗜好性に左右されやすいです。無糖飲料の種類を増やし、選択しやすい配置にして、なるべく毎日手に取ってもらうような環境の工夫をすることで、無糖飲料の選択を当たり前にしていくことができます。

● 自動販売機の無糖飲料を増やすだけでなく、以下のように、他のナッジを活かした取組も一緒に行われました。
・加糖飲料の栄養成分表示や実際の砂糖の含有量を示すパネル、加糖飲料によるカロリーラベルの掲示　　　　　　　　　　(Salience)
・目の高さに無糖飲料、下段に加糖飲料といったように、配置を変えて選択しにくくする、無糖飲料おすすめシールを貼付する、加糖飲料目隠しポスターを掲示するなどの工夫
　　　　　　　　　　　　　　　　　(Priming)
・無糖飲料に貼付しているラベル3枚で、無糖飲料を1本プレゼント　　　　(Incentives)

● 栄養成分表示などの有効性が示唆されており、大きな変更(販売方法を変える、加糖飲料をなくすなど)をしなくても、分かりやすい表示をすることにより行動変容を促す効果も期待できます。

※自動販売機の飲料の種類を変更したり、限定したりするためには、契約している飲料会社と交渉する必要があるので、確認することをおすすめします。

(参考文献)
令和2年度厚生労働科学研究費(循環器疾患・糖尿病等生活習慣病対策総合研究事業) 健康への関心度による集団のグルーピングと特性把握ならびに健康無関心層への効果的な介入方法の確立：ナッジ理論の応用パイロット事業と健康無関心層の類型化.

01 食行動・食生活支援に「CAN」を活かす

02 運動・身体活動支援に「EAST」を活かす

運動・身体活動支援には、「EAST」のフレームワークが活用しやすいです。4つのナッジを上手に活かして、運動や身体活動を思わずしたくなる取組を実践してみましょう。

■ 「EAST」のフレームワーク

EASTは、英国ナッジ・ユニット The Behavioural Insights Team（BIT）が提唱したナッジのフレームワークです。EASTは、4つのナッジの要素である、Easy、Attractive、Social、Timelyから構成されます。比較的数が少なく、基本的な要素からなるため、運動・身体活動をはじめ、多くの行動を促す際に活用しやすいフレームワークです。

Easyは"簡単"、Attractiveは"魅力的"、Socialは"社会規範"、Timelyは"時期"を意味します。人の行動変容を促すには、簡単で、魅力的で、社会ルールや周りの人が行っている行動を選択しやすく、そして、適切な時期に働きかけることが重要であることを表しています。

表3 EASTの要素

カテゴリー		内　容
Easy	簡単である	簡単にする、手間を省くこと。例えば運動しやすくする、体を動かしやすくするなど。Easyは、ナッジを活用した取組を行う上で最も重要な要素である。
Attractive	魅力的である	魅力的であったり、魅力的に思わせたり、お得にしたりすること。魅力的な工夫や仕掛けは参加率などに影響しやすい。
Social	社会規範となっている（皆が行っている）	社会的であること、主に、社会規範や皆が行っていることを意味する。広く捉えれば、運動や身体活動をしやすい環境をつくることも含まれる。
Timely	時期が適切である	時期を適切にすること。告知などの広報活動をする場合にもTimelyを意識すると効果的。

① Easy（簡単である）

Easy（イージー）は、簡単にする、手間を省くことを意味します。例えば、運動しやすくする、体を動かしやすくする、などです。逆に、動かざるを得ない、動かないとあえて手間になるような環境や仕組みは"逆Easy"と捉えることができます。Easyは、ナッジを応用した取組を行う上で、最も重要な要素となります。ナッジ理論では、Defaults（初期設定）なども含みます。

人は何か行動するとき、簡単で手間がかからない方法を選択する傾向があります。例えば、エレベーターやエスカレーターがある所では、わざわざ階段を選ばない人が多いはずです。メニューやコースがたくさんあるよりも、3種類くらいの厳選されたコースがあるスポーツジムの方が選びやすく、継続して通いやすいかもしれません。

このように、人はもともと"面倒くさがり"という行動特性があり、簡単で手間がかからず、楽な行動を好むのです。これを活かしたナッジがEasyであり、いかに面倒なことを減らして、分かりやすく簡潔な方法を提案できるかがポイントです。

取組のヒント

運動しやすくする

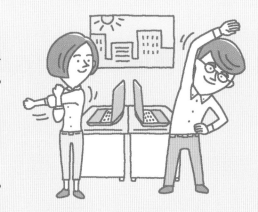

● 朝礼や打ち合わせの前などにストレッチをする

製造業や建設業などは、朝礼時にラジオ体操をする会社が多いですが、デスクワークが多い職場では、2〜3分程度でできるストレッチを朝礼や打ち合わせの前などに行うとよいです。

● テレワーク中のブレイクとして、ストレッチや簡単なエクササイズの動画を流す

テレワークでもオンラインツールを使って、動画を流しながらストレッチをすると気分転換にもなります。

● ながら運動

ちょっとした空き時間や体を動かす機会がつくれそうな場所（洗面所やコピー機の前等）に、その場ですぐできる筋トレやストレッチなどの「ながら運動」をポスターで掲示すると、自然と運動を促すことができ、身体活動量を増やすことができます。

● スニーカー通勤、自転車通勤を推奨する

従業員にスニーカーでの通勤を呼び掛けたり、自転車通勤手当の支給・ヘルメットや自転車の購入補助制度の導入・空気入れや工具等を会社に設置したりして、従業員の身体活動量の増加を図る取組もあります（p.34好事例参照）。

● 活動量計やアプリを使用する

ウェアラブルウォッチや活動量計と運動用アプリを連動させることで記録の手間を省き、楽しく継続して運動することができます。

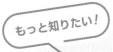
もっと知りたい！

PCで定期的にストレッチを促す

パソコンや携帯電話を長時間操作する人に多い反復運動過多損傷（RSI：同じ運動を何度も繰り返すことで関節などに炎症を引き起こす）や長時間の連続した端末入力作業による疲労感と作業能率低下などを予防する無料リマインダーツールがあります。

休憩時間をあらかじめ設定しておくと、システムトレイのアイコンから吹き出しが流れ、休憩をとるようにリマインドしてくれます。

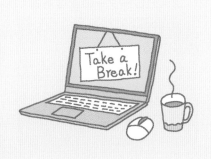

体を動かしやすくする

● 立位専用のワークスペースを設置する

座位では腰痛や肩こりなどが起こりやすくなります。フリースペース内に立位専用のワークスペースを設置すると、身体活動量の増加や座位時間の減少にもつながります。

海外の有名企業では、短時間で効率的に、かつ、活動量も増やすために、立位で打ち合わせをしているところもあります。

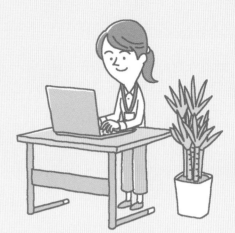

● 椅子はバランスボールにする

バランスボールやストレッチ器具などをオフィス内に設置すると、好きなときに、自由に使用することができます。手頃な価格の使用しやすいグッズを準備することから始めましょう。

動かざるを得ない、動かないとあえて手間になる（逆Easy）

● 階段をメインの移動手段にする

従業員は基本的に階段を使用するという、社内風土やルールがある会社もあります。

● 階段の踊り場に掲示板、上層階にのみ自動販売機やリラクゼーションルームを設置する（株式会社じげん）

社内の上層階にのみ自動販売機やリラクゼーションルーム、広くてきれいなトイレなどを設置するといった工夫もあります。

● ごみ箱や事務用品棚はフロアに一つだけにする

足元に置きがちなごみ箱やどこにでもある事務用品棚を、あえてフロアに一つだけにすると動かざるを得なくなります。

● 従業員用の駐車場は少し離れた場所に設置する

会社のエントランスに近い駐車場などは来客用にし、従業員は離れた場所の駐車場を使用している会社もあります（ただし、体調不良時等は例外）。

● エスカレーターの速度を遅くする

エスカレーターの速度を遅くし、「エスカレーターより階段の方が早い」と思ってもらうことで階段の利用を促します。

> 逆Easyは、あえて手間になる方法で身体活動量を増やすという応用のヒントです。身体的・精神的な事情で行動が難しい場合もありますので、強制にならないような働きかけを心掛けましょう。

② Attractive（魅力的である）

　EASTのAttractiveも、CANのAttractiveと同じ意味を持ちます。人は魅力的なものや行動を選ぶ傾向があり、例えば、ウェアラブルウォッチなどのアイテムがあれば、行動するきっかけにもなりますし、豪華景品がご褒美としてあれば、それを目標に運動を継続したくなります。

> 取組のヒント

魅力的なツールを使う

● **階段の利用を促すようなポスターや案内を掲示する**

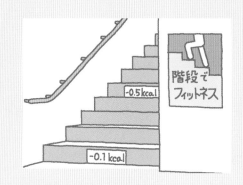

　階段の利用を促す場合、カロリー消費などを掲示するとよいです。なるべく情報量は少なく、短時間でも理解しやすい内容にしましょう。

　階段の踊り場などにポスターを掲示する場合は、2〜3カ月に一度程度、内容を入れ替えて飽きや慣れを防ぎましょう。

● **ウォーキングマップを作成する**

　ウォーキングマップやアプリなどを活用すると対象者が興味を持ちやすくなります。敷地が狭い会社の場合は、会社周辺の地図を参照してマップを作成することもできます（p.35好事例参照）。

● **アプリやウェアラブル端末などの機器を使用する**

　機能性や継続性に優れたアプリとウェアラブル端末を連動させることで、スマートに運動習慣をつくることができます。

魅力的な名前にする

● **「わくらぶ」など、組織独自のチーム名をつくる**（株式会社じげん）

　株式会社じげんでは、好きなスポーツを仲間と楽しむためのチームを「わくらぶ」と名付けています。これは、「わくわくするクラブ（Fun）」「和・輪をつなぐクラブ（Team）」「ラブ（Love）」にあふれるクラブ活動を意味しています。

● **「サムライ〇〇」「なでしこ〇〇」などのチーム名をもじる**

　人の目に付きやすい、印象に残りやすいネーミングは、参加状況に影響しやすいと考えられます。例えば、オリンピック・パラリンピックやワールドカップのチーム名、テレビ番組やドラマのネーミングをアレンジするなどです。

魅力的なご褒美（インセンティブ）にする

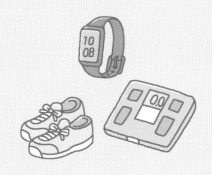

● ウェアラブルウォッチ、ウォーキングシューズ、
　ヘルスメーターなどの健康グッズ、
　玄米やオートミールなどの健康食品を
　プレゼントする

　イベントなどの優秀賞として健康グッズや健康食品を景品として贈呈している会社は多いです。予算と相談しながら、適切な金額・品物を選択しましょう。

● 会社で運動部などをつくる場合は、一定の条件のもと
　補助金を支給する

　運動や身体活動の取組に、インセンティブを導入するケースが増えています。会社で運動部などをつくる場合は、インセンティブの獲得条件を"週1回以上の活動"や"参加メンバーが10名以上いる"などとすることで、取組を活気づけることができます。会社内の部活動への補助金、運動習慣者への健康ポイントの付与など、金銭的インセンティブは、参加者にとっても魅力が大きいでしょう。

● 社会的なインセンティブ（非金銭・物的）を設ける

　インセンティブは金銭的なものばかりではありません。例えば、地位（昇格、採用など）や名誉、表彰、評価などの非金銭・物的なインセンティブも活用できます。会社では、社長からの表彰などがあります。金銭的なインセンティブと併用することで継続性や社員満足度も上昇しやすいでしょう。

> 　インセンティブの導入における注意点は、継続性です。予算不足やマンネリ化を防ぐため、あらかじめインセンティブの上限を設定しておくなどの工夫が必要です。

③ Social（社会規範となっている（皆が行っている））

Social（ソーシャル）は社会的であること、主に、社会規範や皆が行っていることを意味します。例えば、チームで取り組む、ルールにする、皆で共有するなどです。

特に日本では、このSocialが受け入れられやすい傾向があります。私たちは一人で生きているのではなく、集団の中で社会生活を送っています。こうした環境では、社会のルールや他人の目を気にして、周りと同じような行動をとる傾向があります。

社内で自転車通勤の人が増えれば、つられて一緒に始める人もいますし、ワクチンの接種率や健診の受診率を「〇%の人が受けています」と示すと、"自分も受けないと"という気持ちになります。行列に並びたくなったり、駅の改札を通るときは何となく前の人の後をついて行きたくなったりもするものです。

このように周りと同じ行動をしたくなる行動特性をうまく応用することで、健康的な行動を促すことができます。ナッジの理論では、Norms（規範）や同調効果が関連し、また広い意味では、運動や身体活動をしやすい環境をつくることも含まれます。

> 取組のヒント

チームで取り組む

● **ボランティア活動で、地域のごみ拾いをして袋の個数を競う**

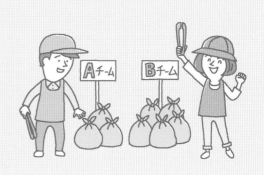

地域の清掃活動をボランティアとして定期的に行っている会社では、従業員がチームを組み、集めたごみの袋の個数をカウントして競うことで、身体活動量の増加を図っています。

● **チーム対抗で歩数を競う**

運動や身体活動は、一人よりもチームで取り組むと効果が高まります（p.36好事例参照）。

ルールにする・決まりをつくる

● **従業員は基本的に階段を利用する（体調不良時や身体的理由を除く）**
● **トイレ利用は偶数階などに限定する**

強制的なルールではなく、あくまで運動や身体活動の機会を増やすための促しになるようにしましょう。ルールを設定する場合は、（安全）衛生委員会などで話し合い、承認してもらいましょう。

皆で実施・共有する

● **就業前のラジオ体操やオンライン打ち合わせ時のエクササイズを行う**

ラジオ体操やエクササイズなどは、定期的にメニューを変えると、参加者の飽きや慣れを軽減することができます。

● 就業時間内に従業員が社内の清掃活動をする

社内の清掃を業者に委託せずに、曜日や時間を設定し、全従業員で実施することで、コスト削減や身体活動量アップが期待できます。

● 社内SNSなどでウォーキング時に見つけた風景やおすすめの店などを掲載する

社内SNSや社外の広報用SNSを活用して、ウォーキング時の写真を投稿する取組もあります。仕事や生活のちょっとした情報にもなりますし、投稿にリアクションがあると継続への励みにもなります。

運動や身体活動をしやすい・したくなる環境をつくる

● 運動や身体活動を促す情報を定期的に発信する

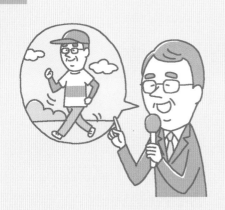

健康に関連するさまざまな機会(健診やストレスチェックなど)を活用して情報提供する、やる気を起こすようなポスターを掲示するなど、定期的に情報発信しましょう。

企業で行う場合は、社長や経営管理者から繰り返しメッセージを発信してもらうことで、「体を動かすことはよいこと」という風土づくりにつながります。

● ご当地体操や会社独自の体操をつくり、普及啓発する

全国の自治体が考案したご当地体操を取り入れたり、会社の社歌に合わせた体操やストレッチを考案したりして、朝礼などに取り入れる取組があります。

● 社内に更衣室やシャワー室等を設置する、スポーツウェアでの出勤を推奨する

更衣室やシャワー室など、通勤時や昼休みなどに運動しやすい設備を整備したり、スポーツウェアでの出勤を推奨したりするなど、運動しやすい環境や風土をつくることも効果的です。

④ Timely(時期が適切である)

Timely(タイムリー)は時期が適切であることを意味します。例えば、運動や活動しやすい時間を設定する、適切な時期に取組を行うなどです。

人は何かを始めるとき、タイミングがよいと行動しやすくなります。人の意欲や意思は常に一定ではなく、時期や状況によって変化し、それによって行動も変わっていきます。新年度になったタイミングでスポーツジムに通い始める、健診の3カ月前のタイミングで減量に取り組み始める、イベントの告知などは適切なタイミングで広報活動するなど、その人にとって最適なタイミングで行動変容を促すことがポイントです。

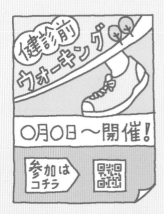

取組のヒント

適切な時期に取組を行う

● **健診の2～3カ月前から、
期間限定で運動促進イベントを行う**

健診の2～3カ月前に、ウォーキングやランニングなどの運動促進イベントを設定すると、意識が変化しやすく、食行動や飲酒などの生活習慣も改善される可能性が高いです。実施期間は「長過ぎず短過ぎず」がポイントで、3カ月前後くらいがよいでしょう。

● **新年度、夏休み、健診後など、タイミングよく情報提供やイベントを開催する**

年間のスケジュールなどを考え、「始めよう」と思う適切な時期を選んで、情報提供やイベントの開催をすると参加者が増える傾向があります。

運動や活動しやすい時間を設定する

● **昼休みを延長して運動に充てる制度[F-Hour(Fitness Hour)[※]]を設定する**
（株式会社じげん）

ウォーキングやランニング、ジム通いなどを習慣化するためには、意識的に時間をつくる必要があります。事前申請により、昼休みを延長して1時間分をスポーツに充てることができれば、忙しい毎日の中でも、運動や活動が継続的に実施できます。

※事前申請すれば、従業員が昼休みを1時間延長して月2回までジムやランニングなどのスポーツに充てることができる制度のこと。

運動や身体活動ができそうな時間に促す

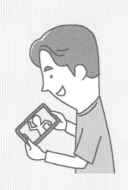

● **朝礼やミーティング時などに簡単な運動や身体活動を
メンバーと一緒に行う**

皆が集まる機会を利用して、ちょっとしたストレッチなどを短時間（1メニュー 5分程度を日替わりなど）で行うと効率的です。

● **休憩時間や、すき間時間を活用して運動や身体活動を促す**

ちょっとした時間に簡単な運動や身体活動を促すような仕掛けもよいでしょう。

● **会社の共有サイトにエクササイズやストレッチの動画、アプリなどをリンクしておき、
いつでもアクセスできるようにする**

動画共有サイトや健康系アプリ（ストレッチや筋トレ、ヨガなどができるもの）を活用して、いつでも好きなときに取り組むことができると、運動や身体活動の機会を促進できます。

■ 好事例の紹介

「EAST」のフレームワークを応用した運動・身体活動支援の好事例を集めました。好事例をそのまま応用することもできますし、取り組めそうな方法をピンポイントで応用することも可能です。

いつでもどこでも簡単に運動できる！スニーカー通勤・自転車通勤の推奨

Easy

取組概要
スニーカー通勤や自転車通勤を推奨している企業では、従業員にスニーカーでの通勤を呼び掛けたり、自転車通勤手当の支給・ヘルメットや自転車の購入補助制度の導入・空気入れや工具等を会社に設置したりして、従業員の身体活動量を増やす取組をしています。

········· ポイント ·········

● 日々の通勤時間を有効活用し、身体活動量を増やす工夫はさまざまあります。例えば、1 ～ 2駅手前で電車を降りるなどして、会社や自宅に向けてウォーキングすることは、保健指導などでも推奨していることが多いです。身体活動量を増やすための正しいウォーキングには、自分に合ったシューズを準備することが大切です。

　しかし、ウォーキングのためにわざわざシューズを持参するのは手間になることもあり、ウォーキングが継続できない原因にもなります。スニーカーやウォーキングシューズでの通勤を推奨すれば、いつでもどこでも簡単に、ウォーキングや徒歩移動がしやすくなります。

● 東京都内や主要都市、観光名所などでは、自転車シェアリングサービスが普及しています。自転車シェアリングとは、乗りたいときに借りて、行きたい場所で返すことができる自転車のシェアサービスです。ちょっとした外回りや取引先への訪問など、近場を移動する際にも、このようなサービスを利用することで、小まめに身体活動量を増やすことができ、移動もスムーズになります。

● 安全に自転車通勤をするためのグッズや定期的なメンテナンスなど、何かと金銭的に負担になりやすいですが、会社で手当や補助金の支給があったり、メンテナンスしやすい環境が整っていたりすると、自転車通勤が継続しやすくなります。

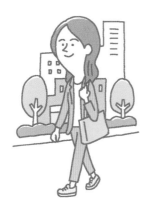

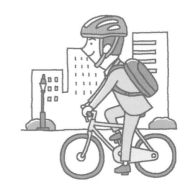

オリジナルな見どころ満載
ウォーキングマップの作成

Attractive

取組概要　会社敷地内外の距離を測り、独自のマップを作成しています。マップには歩数の測り方や、地域・社内の運動イベントの紹介等も掲載することで、歩く機会を増やすための環境をつくっています。

――――――――――――――――― ポイント ―――――――――――――――――

● いつも見慣れた通勤路や会社の敷地内でも、ちょっとした新たな発見や見どころ、穴場スポット、気になるお店などがあると、新鮮さや魅力を感じやすくなります。

　こうしたポイントを意識したオリジナルのウォーキングマップを作成することで、ウォーキングなどに興味を持つ人の増加が期待できます。

● 敷地が広い会社の場合は、会社敷地内でのウォーキング用マップを作成できます。複数のコースを準備して、好みのコースを自分で設定したり、10分程度の小まめなウォーキングを繰り返して距離を稼いだりと、自分で好きなようにカスタマイズできる工夫もあります。

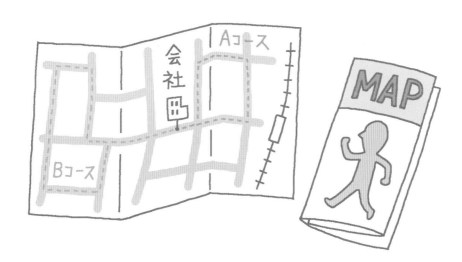

ベストなタイミングに皆で歩こう
チーム対抗歩数競争

(イケダアクト株式会社)

取組概要

全従業員(40名弱)で7チームを編成し(1チーム5～6人)、3カ月間の歩数競争イベントを実施しました。歩数計を配布して、日々の歩数を計測・記録し、担当者が毎週集計を行って可視化を図りました。歩数と生活習慣スコア(食事、飲酒、喫煙に関する)をもとに点数・順位を算出し、最も得点が高かったチームには、会社から豪華賞品を贈呈しました。

ポイント

● チーム対抗で取組を実施すると、同調効果が得られやすく、周りの意欲や行動に影響されて自然と歩数を増やすための工夫をするようになります(Social)。また、健康行動や生活習慣の改善、集団の健康意識の向上、ソーシャルキャピタルの醸成といった副次的効果が期待できます。

● 担当者から健康チャレンジ通信を月1回配信し、毎週の歩数データやチームの順位、健康情報、従業員の声や社長・専務の直筆メッセージの掲載など、飽きにより歩数が減りやすいタイミングで、Social(社会規範)やMessenger(メッセンジャー)などを活用して継続的な参加をサポートすることができます。

● 取組の期間がある程度長いと、行動が継続できないことも多いです。取組の中だるみを防ぐため、開始1カ月後および終了1カ月前のタイミングで、社長や担当者から全員に対してメッセージを配信したところ、チームの歩数が増加しました(Timely)。重要なステークホルダーからの直接的なメッセージは有効であることが分かります。

効果

　一人当たりの一日平均歩数は全チームで増加しました。また、生活習慣スコアでは、取組前に低いチームでも取組後には大幅に改善していました。歩数の計測をきっかけに、食生活や節酒、禁煙等の健康行動についても行動変容を促すことができました。

図6 チーム別合計歩数の変化

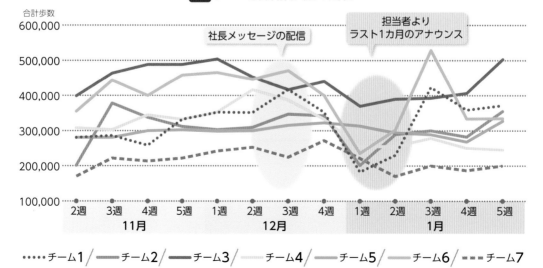

(参考文献)
令和2年度厚生労働科学研究費(循環器疾患・糖尿病等生活習慣病対策総合研究事業) 健康への関心度による集団のグルーピングと特性把握ならびに健康無関心層への効果的な介入方法の確立：ナッジ理論の応用パイロット事業と健康無関心層の類型化.

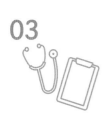

03 健診・保健指導に 「MINDSPACE」を活かす

健診・保健指導は、「MINDSPACE」のフレームワークを活用すると、さまざまなナッジの視点で工夫した取組を実施することができます。また、すでにある取組をMINDSPACEでブラッシュアップすることも可能です。

■ 「MINDSPACE」のフレームワーク

MINDSPACEは、EASTと同様、英国ナッジ・ユニット The Behavioural Insights Team（BIT）が提唱したナッジのフレームワークです。Messenger（メッセンジャー）、Incentives（インセンティブ）、Norms（規範）、Defaults（初期設定）、Salience（顕著性）、Priming（潜在意識）、Affect（情動）、Commitments（コミットメント）、Ego（エゴ）の9つの要素から構成されています。

CANやEASTと比較して、要素の数が多いですが、重要なナッジが網羅されているため、健診や保健指導などにおいて、より多面的な視点で取組を考案したり、すでにある取組を見直してリニューアルしたりする際に役立ちます。

表4 MINDSPACEの要素

カテゴリー		内　容
Messenger	メッセンジャー	権威者や重要な人からの情報に影響を受ける。
Incentives	インセンティブ	行動すると得する・しないと損する（ように思える）。
Norms	規範	他の人が行っていること（社会規範）に影響を受ける。
Defaults	初期設定	あらかじめ設定されたもの（初期設定）に従う。
Salience	顕著性	目立ったり、自分に適していると思うものに引かれる。
Priming	潜在意識	潜在意識が行動のきっかけになる。
Affect	情動	感動するものに引かれる。
Commitments	コミットメント	約束を公表すると実行する。
Ego	エゴ	自分に都合のよい、あるいは心地よいことを行う。

① Messenger（権威者や重要な人からの情報に影響を受ける）

Messenger（メッセンジャー）とは、人が行動する上で、権威のある人あるいはその人にとって重要な人からのメッセージに影響を受けることです。"重要な"人は対象によって異なり、職場では社長・上司・同僚など、地域では市長・区長・町長などの首長、家庭では家族（配偶者や子どもなど）、著名人などがあります。例えば、専門家からのメッセージは、信頼性や専門性を感じやすく、行動する確率が高い、著

名人を起用したキャンペーンなどは、親しみやすさや憧れにより、行動への意欲が増すといったことが知られています。

対象者にとって誰が重要なのかを考え、その人からのメッセージを届けるようにすることが効果的です。健診や保健指導を勧めるリーフレットや広報誌などには、重要と思われる人からのメッセージを入れましょう。

影響力のある人や信頼される人からのメッセージ

● **自治体の首長や会社の社長などに**
「健診や保健指導を受けて、健康を目指します!」といった宣言をしてもらう

所属する組織のトップの発言は一般的に大きな影響を持ちます。個人にだけではなく、組織として健診や保健指導、健康づくりに取り組んでいるという風土や雰囲気をつくる上でも重要です(Norms(規範)にも関連)。

● **医師や専門職からの健診や保健指導を推奨するメッセージを発信する**

地域で活躍する医師やかかりつけ医などから、健診や保健指導を勧めるメッセージをもらうとよいでしょう。医師のイメージ写真などを使用するよりも、より身近でリアルな人物の方が効果的かもしれません。

身近な人やその人にとって重要な人の思いを伝える

● **受診等の勧奨用リーフレットに「健康に気を付けて」などのメッセージを**
子どもの写真とともに掲載する

多くの人にとって、家族(配偶者、子ども、孫など)は最も重要な人です。家族から直接メッセージを送ってもらったり、家族の気持ちを代弁したメッセージを使ったりすると効果的でしょう。

● **対象者に合った著名人や偉人などを起用する**

著名人や偉人の写真、言葉などを可能な範囲で活用してみるのもおすすめです。その際は、著作権や肖像権などがあるので、注意しましょう。写真の掲載が難しい場合は、イラストにすることもできます。また、身近な人の体験談もメッセンジャーの役割を果たします(p.44 Affect参照)。

② Incentives(行動すると得する・しないと損する(ように思える))

Incentives(インセンティブ)は、健診や保健指導を受けることで、何らかのメリットがある、もしくは、あると思えれば、受けようと思うことを意味します。

Incentivesあるいは逆インセンティブ(ペナルティ)には、金銭や物的なものの他に、表彰や地位、雇用など、社会的(非金銭・物的)なものもあります。損失回避(損をしたくない、一度手に入れたものは失いたくない)もこの中に含めることができます。

人は何らかのご褒美があると行動しやすいといわれています。例えば、イベントに参加したら参加賞がもらえる、人間ドックを受けると飲食店の割引チケットがもらえる、減量に成功したら社長から表彰されるなどです。

インセンティブは継続性に課題があり、高額なインセンティブは予算の面からも長続きしません。少額のインセンティブと社会的なインセンティブを組み合わせることが重要です。

取組のヒント

受診・利用の費用の軽減

● **「無料」ではなく「〇〇円の補助」と具体的な額を記載する**

「無料」はいくら補助されているのか、対象者には分からないため、具体的な補助額を記載しておく方が効果的とされています。費用の一部に補助が出る場合も、「今なら20,000円相当の健診に10,000円の補助があります」などとすることで、損失回避に働きかけることができます。

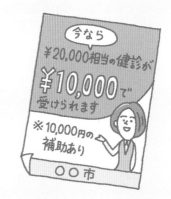

● **受診・利用の費用を軽減あるいは無料化する**

健診受診や保健指導利用にかかる費用の補助は、最も効果的なインセンティブの一つです。

受診・利用でポイントを付与

● **健診受診や保健指導利用でポイントが付与される**
● **健診受診や保健指導利用で商品券や割引クーポン券などがもらえる**

最近、自治体や企業、健保組合では、健診受診等でポイントが付与され、たまったポイントを商品等に交換できるインセンティブ制度が行われているところがあります。

成功した人に報酬や表彰

● **保健指導時に設定した目標を達成した人に報酬（成功報酬）を与える**

成功した場合に何らかの報酬を与えるのは最も分かりやすいインセンティブです。

● **減量や検査値が改善した人を表彰したり、紹介したりする**

会社や地域等で、減量や検査値改善が見られた人を紹介したり、表彰したりすると、本人はもちろん、他の人にとっても"自分にもできる"という自己効力感を高めるきっかけとなります。

逆インセンティブ（ペナルティ）

● **健診や保健指導を受けるまで、何回も連絡したり呼び出したりする**
● **健診を受けないと健康ポイントがマイナスになる**
● **健診を受けないと人事評価が下がる**

健診や保健指導を受けていない場合、何らかのペナルティを課すことは受診や利用を促すために効果的ではありますが、実際に行うのは難しい場合が多いでしょう。未受診者に対しては、コール・リコールなど複数回にわたって受診勧奨をする、会社や健保組合独自の健康ポイントなどがあれば、ポイントがマイナスになるなど、マイルドなペナルティは実現可能性があります。また、最近では、定期的に健診を受診することで保険料が下がる民間保険も登場しています。

③ Norms（他の人が行っていること（社会規範）に影響を受ける）

Norms（ノーム）は、社会規範を意味します。社会規範は、"多くの人が行っている"、"行うのが当たり前である"ことなどを指します。CANのNormative、EASTのSocialに該当します。コロナ禍で提示された「New Normal（新しい生活様式）」のNormalも同様の意味を持ちます。

人は周りの人の言動や行動に大きく影響されます。例えば、人間ドックのオプションメニューで"90％以上の人が受けています"などと記載されていると受けたくなる、同僚が減量や禁煙に成功したら、自分もやってみようと思うというように、社会や集団の中に存在する流れや期待される行動・ルールに従おうとする行動特性をうまく活用することがポイントです。

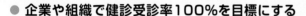

取組のヒント

健診を受けることを当たり前にする

● **「受診率がたった〇％です。健診を受けましょう」ではなく、「受診率達成まであと△％」などと表記する**

受診率が低いことを強調したメッセージは、「受けなくてもよい」と思われる可能性もあります。多くの人が受けていると思わせるメッセージにしましょう。

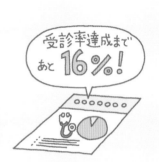

● **企業や組織で健診受診率100％を目標にする**

定期健診は法定項目であり、事業者は健診を実施しなければならず（安全配慮義務）、労働者は受診する義務（自己保健義務）があります。しかし、実際には受診率が100％に到達せず、頭を抱える担当者も多いはずです。最近では、健康経営®の観点からも、多くの企業で定期健診の受診率100％を目標にしています。社内風土として、"健診は必ず受ける"という規範や意識の醸成が大切です。

※「健康経営®」は、NPO法人健康経営研究会の登録商標です。

保健指導を受けることを当たり前にする

● **特定保健指導は、原則対象者全員に受けてもらう**

一定期間（３カ月間など）内に対象者全員に初回面接を受けてもらう仕組みをつくり、周知するとよいです。

● **定期健診の事後措置として、対象者全員に保健指導の機会を設定する**

定期健診の事後措置として、保健指導の利用が特別なことではなく、当たり前の仕組みにするとよいでしょう。

当たり前の雰囲気・風土をつくる

● **地域や街全体で健診を受ける風土をつくる**

街のスーパーやドラッグストア、電車内などに健診のポスターを掲示したり、地域の行事で自治体の保健師などがブースを出展したりしています。さまざまな取組から、全体的に健診を受ける雰囲気をつくるとよいでしょう。

● **未受診・未利用者への声掛けを組織として積極的に行う**

上司や衛生管理者等が健診受診や保健指導の利用状況を把握して、未受診・未利用者へ定期的に声掛けをし、組織全体で取り組んでいることをアピールすることも風土づくりには大切です。

④ Defaults（あらかじめ設定されたもの（初期設定）に従う）

　Defaults（デフォルト）は、ナッジ理論の中でも最も活用しやすい方法で、日常生活でもよく用いられるようになりました。日本語では、「初期値」や「初期設定」と呼ばれ、最初から（あらかじめ）設定された状態を意味します。また、Defaultsは、Norms（規範）に共通するものも含まれています。人は、あらかじめ設定されたことをそのまま受け入れる傾向があるため、選択してほしい内容や事柄をデフォルト

として設定しておくと、それを選択する人が多くなります。例えば、保健指導などの利用案内文に「希望する場合はチェックをして返送してください」というパターンと、「希望しない場合はチェックをして返送してください」というパターンでは、後者の方が利用率は上昇しやすいのです。このように、対象者の利益を最大化するようなデフォルト設定が重要です。

取組のヒント

健診や保健指導の方法や内容をデフォルト設定する

● **健診や保健指導の申し込みで、受診と利用をデフォルトにして、未受診や未利用の場合は理由を記載してもらう**

　健診受診や保健指導を受けることを前提とした申込用紙・フォームにしておくと、受診率や利用率を高めることができます。受診・利用しない人は申し出て、その理由を記載してもらうようにするとよいでしょう（例えば、他の機会で健診を受診していれば、みなし健診として結果を提出してもらうなどの対応がとりやすいです）。

● **場所と時間を指定する（希望があれば変更可能とする）**

　案内を送るときに、事前に受診・利用の場所と時間を決めておくのもよいでしょう。もちろん、都合が悪ければ変更できるようにしておきます。

● **健診の項目やがん検診を含めた、セットパッケージで申し込みする**

　申し込みの際に、オプションなどの選択する項目が多いと面倒になり、申し込みへのハードルが高まることがあります。一般的な項目や内容をセットにし、選択しやすいようにパッケージ化することも一つです。

健診の受診や保健指導の利用をデフォルトにする

● **全員が健診を受けることを義務化（ルール化）する**

　企業では、定期健診の受診をルール化し、ほぼ義務化しているところが多いです。地域や健保組合における被扶養者などに対して義務化することは難しいですが、できるだけ受診しやすい雰囲気や仕組みを目指しましょう。

● **特定健診時、全員に初回面接に準じる指導を行う**

　人手や時間もかかりますが、健診後に、全員に対して検査結果の説明と必要に応じて指導を行うことが予防の観点からも理想的です。

● **保健指導の対象者には、全員必ず受けてもらう**

　保健指導の対象者全員に必ず受けてもらうルールをつくるとよいでしょう。

⑤ Salience(目立ったり、自分に適していると思うものに引かれる)

Salience(サリエンス)は、目立つもの、目新しいもの、シンプルなもの、あるいは、自分に適している、関係がありそうなものに注目することを意味します。できるだけ目立つ内容や方法で、対象者に合ったメッセージを用い、情報提供すると効果的です。

例えば、斬新でメッセージ性のあるポスターを用いる、年代や性別に合わせた健診受診勧奨の案内文を何種類か作成するなどがあります。

Salienceに関連するナッジの考え方としては、フレーミングやAttractive(魅力的)があります。

> **取組のヒント**

情報を目立たせる

● 目立ったポスターや分かりやすいリーフレットを作成する

ポスターやリーフレットを工夫し、できるだけ目立つものや分かりやすいものを作成しましょう。時には、恐怖アピール*を用いた方法が効果的な場合もあります。

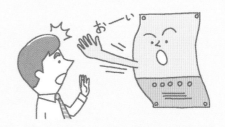

> *恐怖アピール　相手に恐怖心を与えたりあおったりする表現を用いて、健康リスクを強調するアプローチ法のこと。ただし、過剰な恐怖アピールは逆効果となることもあるため、注意して使用しましょう。

多様な情報提供手段をとる

● 年度や対象者等によって、ポスターやチラシの内容を変える

いつも同じ内容では、慣れによりインパクトがなくなり、伝えたいメッセージが対象者に届かないことがあります。定期的に内容を変える等の工夫をして、さまざまな種類のものを作成するとよいです。

● メッセージが異なる何種類かのポスターやチラシを作成する

人により心に響くメッセージは異なります。メッセージを何種類か作成し、多くの人に届きやすくする工夫をしましょう。

複数の受診方法を準備する

● 健診や保健指導の方法をいくつか準備し、選択させる

健診では、個別医療機関や集団健診、人間ドックなど、保健指導では、対面やオンライン、訪問など、異なる方法を準備しておくと、対象者は希望に応じて選ぶことができます。あまり多くの選択肢があるとかえって選択の意欲を阻害する場合があるため、選択肢は3〜4個がベストです。

自分に合っている、自分だけだと思わせる

● パターン別の案内をつくり、自分宛てと思わせる言葉を使う

「血糖値の高いあなたへ」など、自分宛てや自分に合っていると思えるメッセージだと、自分事として捉え、行動しやすくなります。

● 「あなただけに」のようなメッセージを使用する

自分だけの特別感を抱くような言葉やメッセージは効果的です。

⑥ Priming（潜在意識が行動のきっかけになる）

Priming（プライミング）は、潜在意識に働きかけることや事前に見たり聞いたりしていることが、行動を起こすきっかけになることを意味します。人は無意識下でも、周りの環境や人の言葉、目の前の出来事などが記憶として残るといわれています。例えば、電車内の中づり広告で見た健康食品の紹介やSNSで流れたオンラインフィットネスの広告など、そのときは意識していなくても、ふと思い出して購入したり、始めてみたりすることがあります。健診や保健指導の勧奨は、あまり意識下で印象に残りにくいかもしれませんが、さまざまな手段や機会を通じて、その必要性や重要性を繰り返し訴えかけることが重要です。それにより、地域や職域等での意識や雰囲気、風土など、MINDSPACEのNorms（規範）をつくることにもつながります。

> 取組のヒント

繰り返しの情報提供やキャンペーン

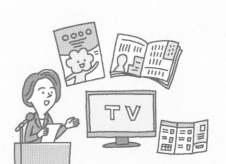

● **ポスター、広報誌、リーフレット、テレビ、講演会など、さまざまな手段と場所で情報提供する**

繰り返し、健診や保健指導に関する情報を提供し、潜在意識に"すりこむ"ことが重要です。

● **年間を通じて、タイムリーな情報を提供する**

年度初め、受診券配布時期、再勧奨時期、利用券配布時期など、年間を通じて、適切なタイミングに情報を提供しましょう。EASTのTimely（時期）と同様の働きがあります。

● **自治体のマスコットやキャラクターなどを使ったキャンペーンを行う**

自治体のマスコット、独自のキャンペーンキャラクターは親近感があり、住民等の健診への認識を高めることにつながります。

医師などからの一言

● **主治医やかかりつけ医などから、"手短に、簡潔に"健診受診を勧めてもらう**

Messenger（メッセンジャー）にも共通しますが、影響力のある人から、何げなくかけられた言葉が潜在意識に働きかけたり、行動のきっかけになったりすることがあります。

医師会などと連携して、主治医やかかりつけ医などから患者へ、健診や保健指導を勧める言葉をかけてもらう働きかけができるとよいです。また、勧め方は、短いフレーズが印象に残りやすくおすすめです。

● **子どもや家族から受診勧奨の声掛けをしてもらう**

健診受診や禁煙など、特に子どもからの声掛けやメッセージには反応しやすいでしょう。

⑦ Affect（感動するものに引かれる）

Affect（アフェクト）は、感動するもの、心を動かされるものが行動を誘導することを意味します。言葉、印象、出来事など、感情的な反応は、意思決定に大きな影響を与えます。例えば、2012年にタイ保健振興財団が制作した禁煙キャンペーンの動画広告は世界中で大きな話題になりました。その名も"Smoking Kid"という動画で、路上でたばこを吸っている大人に子どもが近づいていき、「たばこが吸いたいのでライターを貸して」と声をかけるというものです。大人たちはたばこの健康被害について諭しますが、子どもから「では、何であなたは吸っているの？」と問われ、大人たちは考えさせられてしまうというエンディングになっています。この動画の配信後、禁煙の電話相談は約40%も増加したことが分かりました。

このように、人はインパクトのある言葉や出来事などに影響されやすいのですが、どのような内容やメッセージで感情が動かされるのかは、人によって異なるため、対象によって内容を選択したり、多様な内容を含めたりすることが有効です。

取組のヒント

感情に訴える情報提供

● **心に響くメッセージ、イラスト、写真などを使用する**

健診や保健指導では、安心、不安、心配などのさまざまな感情があります。こうした対象者の感情を理解して、適切な言葉やイラスト、写真などを用い、感情に訴えかけることも大切です。

● **視覚的に印象に残りやすい（刺激的なものも含む）写真などを使ったポスターやリーフレットを作成する**

一般的に、安心や楽しさなど、健診や保健指導のメリットを強調するメッセージがよいとされています。時に、刺激的な内容のポスターやリーフレットも効果がある場合があります。ただし、あまり危険性や恐怖をあおるものはかえって拒絶されるため、注意しましょう。

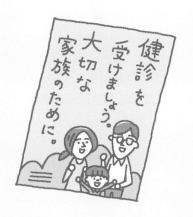

体験談の掲載

● **身近な人などの体験談を掲載する**

Messenger（メッセンジャー）にも当てはまりますが、身近な人の体験談は、感情に訴えるとともに、行動変容のために必要な"自分事化"に効果的です。

● **早期に病気（がんなど）が見つかった事例などを紹介する**

身近な人や同年代の人、著名人など、親近感のある人の体験談は感情移入しやすく、影響力があります。

⑧ Commitments（約束を公表すると実行する）

Commitments（コミットメント）は、行動変容を誰かに約束したり、宣言したり、目標を立てたりすることを意味します。人は、今すぐ効果が見られない、ハードルが高い問題に直面した場合、行動を先延ばしにする傾向があります。そこで健診や保健指導を受けることを家族や同僚、自分自身に対して約束すると、それらの行動を選択する可能性が高まります。また、記録をしたり、文書に残したりすることも、ある種のコミットメントになります。行動変容ステージ*レベルの関心期や準備期の対象者には、宣言や約束、実行期や維持期の対象者には、記録などが効果的です。

> *行動変容ステージ理論　人が行動変容する際、「無関心期」→「関心期」→「準備期」→「実行期」→「維持期」の5つのステージを経るというもの。保健指導では、対象者のステージを把握し、そのステージに合った指導や支援を行うことが大切です。

取組のヒント

健診受診や保健指導利用を宣言・公言する

● **家族（配偶者、子どもなど）や身近な人などに健診受診や保健指導利用を約束する**
　家族などの身近で、大切な人に約束すると受診や利用につながりやすいです。また、子どもや孫に、受診を約束してもらうなどの方法も効果的かもしれません。

● **自分への決め事として、毎年同じ時期に受診予定を決める**
　毎年同じ時期に受診するといった、自分への決め事があると習慣的な受診行動につながります。

自分で目標を設定する

● **目標は対象者に決めてもらう**
　健診に向けての目標や保健指導での具体的な行動目標を専門職が決めてしまうと、行動変容まで至らないことが多いです。目標は対象者自身が考え、決めることが大切です。

● **目標は対象者自身に書いてもらい、目に付きやすい場所に掲示してもらう**
　対象者が決めた目標は、目標シートや行動計画などに、対象者自身で書いてもらうことで、より行動しやすくなります。また、それらを目に付きやすい場所に掲示するなどして、意識付けを行うとさらによいでしょう。

自分で予定日を記入する

● **勧奨用リーフレットなどに、受診や保健指導利用の日時を記入する欄を設ける**
　予定日を記載すると、備忘録になるとともに、自分自身へのコミットメントになり、実行しやすくなります。リーフレットや案内のはがきなどの目立つ箇所に、予定日を記載する欄を設けましょう。

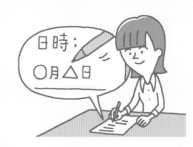

● **その場でスケジュールアプリや手帳に予定を登録・記入してもらう**
　健診・保健指導の日時、減量計画の目標などを、その場で明記することは、自分や専門職に対するコミットメントにつながります。

⑨ Ego（自分に都合のよい、あるいは心地よいことを行う）

Ego（エゴ）とは、自分に都合のよい、あるいは心地よいことを行う、また、自分が満足するように行動することを意味します。関係する考え方としては、「Fun（楽しいことを行う、楽しみを取り入れる）」、「ゲーミフィケーション（ゲーム感覚を取り入れる）」などがあります。人は、もともと自己中心的で自分に都合がよいことを選択する傾向があります。例えば、減量中でも「今日は昼食を食べなかったので、夜はごはん多めでも大丈夫」などと自分に言い聞かせて、行動を都合のよいように解釈しがちです。対象者の自己効力感や自尊心にアプローチすることで行動を後押しすることができるでしょう。

取組のヒント

楽しみを取り入れる（ゲーミフィケーション）

● **保健指導の効果（減量など）をグループで競い合う**

楽しく減量を行うためには、成功した際のインセンティブに加えて、競争を取り入れたり、仲間と一緒に取り組んだりするなどの方法があります。

● **ゲームアプリなどを導入する**

行動変容は、時につらいと思う人も多いでしょう。減量や運動を促すさまざまなゲームアプリがあり、そのようなツールを紹介すると、保健指導に楽しさを付加することができます。

健診等で目新しい検査などを実施する

● **健診項目として通常は設定されていない、目新しい検査を実施する（例：骨密度測定、血管年齢測定など）**

いつもと異なる検査内容や項目があると、受けたくなるものです。骨密度測定、血管年齢測定などが例となります。

● **新しいデバイスを使った保健指導を行う**

健康づくりのためのさまざまな機器やデバイス、アプリなどが登場しています。それらを使って、取組状況や成果を可視化すると、行動変容や継続につながります。

● **遠隔の保健指導を導入する**

遠隔での保健指導も利便性があるので、「試しに受けてみよう」「忙しくてもオンラインなら受けられる」と思ってもらえると利用率が高まりやすいです。

全体のメリットを伝える

● **健診や保健指導を受けることは、組織全体でもメリットとなることを伝える**

健診や保健指導は個人の健康にメリットがあると同時に、医療費や生産性など、組織全体へのメリットにもつながります。自分のためであることはもちろんですが、組織や集団への貢献にもつながり、やがて自分にもその影響がフィードバックされます。これも広い意味でのEgoの一種です。

■ 好事例の紹介

「MINDSPACE」のフレームワークを応用した好事例をご紹介します。健保組合、自治体などがナッジを上手に応用し、健診の受診率向上等に役立てています。

受診勧奨チラシにおけるナッジの活用

Messenger 他

(地方職員共済組合)

取組概要　特定健診を受けていない被扶養者への受診勧奨用リーフレットについて、地方職員共済組合が、各支部の優良事例や意見を参考に見直しを行い、各支部に還元した事例です。被扶養者の受診率は前年度から2ポイント上昇し、改善につながったことが考えられます。

・・・・・・・・・・・・・・・・・・・・・・・・・・・・ ポイント ・・・・・・・・・・・・・・・・・・・・・・・・・・・・

● 各支部から意見を集め、本部の業務でひな型を作成することで、外部への委託費用等のコストをかけずに作成することができます。

● 多くの支部の意見として、以下のようなものが挙がりました。
・健診を受ける目的が伝わらない
・受診のメリットと未受診のデメリットを分かりやすくした方がよい

● さまざまな意見から、「受診期限が迫っていることのデメリットの提示」や「具体的な受診方法の提示」等の工夫を施しました。

Before

令和○年○月○○日

共済組合員の各被扶養者様

○○共済組合

令和○年度特定健康診査受診券【被扶養者分】の発行について

　組合員の被扶養者様が使用できる令和○年度の特定健康診査受診券を送付します。
　被扶養者の皆様におかれては、添付の受診券により、期限内に特定健康診査を受診するようお願いいたします。
　なお、受診券が使用できるのは、各市町村で実施する集団健診又は当組合が指定する医療機関です。

記

1　受診対象者
　令和○年度末年齢で40歳以上75歳未満の被扶養者

2　受診期限
　令和○年○月○日（○）　※可能な限り令和○年○月までに受診願います。

3　受診方法
　次の（1）又は（2）のいずれかの方法で受診してください。※7の受診除外者除く
　（1）各市町村で実施する集団健診で受診【別添1】
　　　日程や会場等の詳細は各市町村の広報や健康のしおり等でご確認ください。
　（2）かかりつけ又は最寄りの医療機関で受診
　　　特定健康診査は、県内ほぼすべての医療機関で実施しており、かかりつけなどの医療機関で受診していただくことができます。

4　持参するもの（※②③については今回同封しています。）
　①　組合員証（保険証）、②　受診券、③　質問票、④　前年度の健診結果（無くても可）

5　自己負担
　無料で受診できます。※特定健康診査以外の検査項目は一部有料となる場合があります。

6　注意点
　特定健診は空腹状態での受診が原則です。直前に食事を摂ると中性脂肪や血糖値の数値に影響がありますので、検査前の食事は控えて受診してください。

7　自費又は勤務先等で健康診断等を受診した場合
　自費又は勤務先での健康診断、人間ドック等を受診した場合は、「質問票」と「健診結果記入表、または健診結果の写し」を提出することで、実施したものとみなされますので、提出についてご協力をお願いいたします。

🔍 健診を受ける目的が伝わらない

🔍 図表やイラストを使用していない

🔍 語尾が「してください」と一方通行の情報伝達になっている

🔍 受診者のメリットが分からない

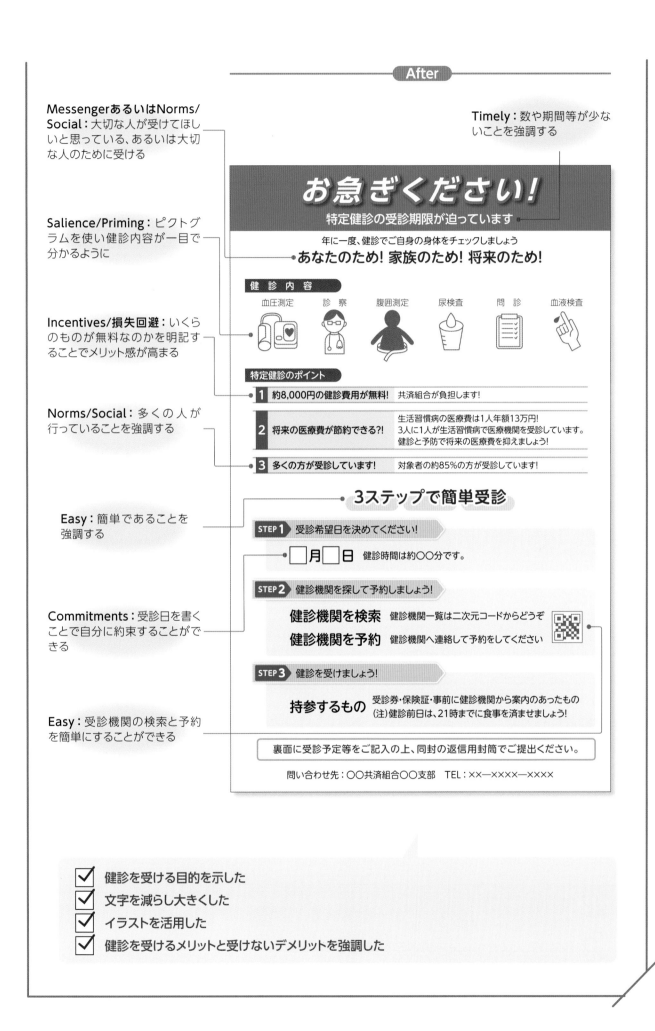

After

MessengerあるいはNorms/Social：大切な人が受けてほしいと思っている、あるいは大切な人のために受ける

Salience/Priming：ピクトグラムを使い健診内容が一目で分かるように

Incentives/損失回避：いくらのものが無料なのかを明記することでメリット感が高まる

Norms/Social：多くの人が行っていることを強調する

Easy：簡単であることを強調する

Commitments：受診日を書くことで自分に約束することができる

Easy：受診機関の検索と予約を簡単にすることができる

Timely：数や期間等が少ないことを強調する

お急ぎください！
特定健診の受診期限が迫っています

年に一度、健診でご自身の身体をチェックしましょう
あなたのため！ 家族のため！ 将来のため！

健診内容

血圧測定　　診 察　　腹囲測定　　尿検査　　問 診　　血液検査

特定健診のポイント

1	約8,000円の健診費用が無料！	共済組合が負担します！
2	将来の医療費が節約できる?!	生活習慣病の医療費は1人年額13万円！ 3人に1人が生活習慣病で医療機関を受診しています。 健診と予防で将来の医療費を抑えましょう！
3	多くの方が受診しています！	対象者の約85%の方が受診しています！

3ステップで簡単受診

STEP 1 受診希望日を決めてください！

☐月☐日　健診時間は約〇〇分です。

STEP 2 健診機関を探して予約しましょう！

健診機関を検索 健診機関一覧は二次元コードからどうぞ

健診機関を予約 健診機関へ連絡して予約をしてください

STEP 3 健診を受けましょう！

持参するもの 受診券・保険証・事前に健診機関から案内のあったもの
（注）健診前日は、21時までに食事を済ませましょう！

裏面に受診予定等をご記入の上、同封の返信用封筒でご提出ください。

問い合わせ先：〇〇共済組合〇〇支部　TEL：××―××××―××××

☑ 健診を受ける目的を示した
☑ 文字を減らし大きくした
☑ イラストを活用した
☑ 健診を受けるメリットと受けないデメリットを強調した

今年受けないと次年度の費用補助なし

Incentives

（地方職員共済組合A支部）

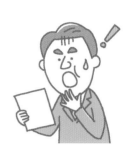

　被保険者の特定保健指導実施率の向上を目的に、毎年受診する人間ドックにて、同時に保健指導の初回面接を受けられるような体制をつくりました。その際に、初回面接を受けないと次年度の人間ドックの費用補助はないことをアナウンスしたところ、実施率のみではなく、最終的な終了率が35.8%から62.3%へ上昇しました。損失回避が効果的に働いたよい事例です。

皆が受けていると思わせる
メッセージの工夫

Norms

　多くの人が受けている、つまり、受けることが社会規範であると思わせるリーフレットが効果的とされています。例えば、以下のようなメッセージがあります。

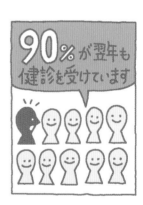

・90%が翌年も健診を受けています。
・区民の2人に1人が特定健診を受けています。
・過去10年間で、受診率が1.3倍に増加しました。
・通院中でも約80%の方が特定健診を受けています。

　具体的な数値や分かりやすい図を用いて、多くの人が受けているという印象を与えることが大切です。

（参考文献）　厚生労働省. 受診率向上施策ハンドブック（第2版）明日から使えるナッジ理論. 2019

あらかじめ日時を設定＆セット券の配布

Defaults

（地方職員共済組合B支部）

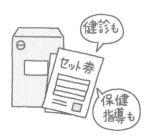

　地方職員共済組合B支部では、特定保健指導の日時をあらかじめ設定し、都合の悪い場合のみ再度、日程を調整する方法に変更したところ、終了率が33.6％から62.9％へ上昇しました。

　また、被扶養者の特定保健指導の実施率や終了率が低いことは、共済組合のみならず、健保組合等、どの医療保険者でも課題ではありますが、特定健診の受診券と特定保健指導の利用券を一緒に送付し、健診と同時に初回面接を実施したところ、終了率が3.8％から53.2％へ急上昇しました。

　これらは、仕組み型ナッジと呼ばれ、受診や利用をしやすい仕組みを整えることが重要であることが分かります。

"けんしん予約システム"の活用

（福島県いわき市）

　集団健診の予約に、"けんしん予約システム"を導入し、受診率向上を目指しました。ウェブ予約画面の初期設定では、受診できる健診・がん検診のすべてにあらかじめチェックが入っており、希望しない検査はチェックを外す仕組みをデフォルト化しています。

パターン別受診勧奨

Salience

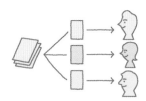

　過去の受診歴等から対象者を分け、パターン別に異なる受診勧奨の案内を送ることがよく行われています。パターン区分の方法やメッセージの妥当性とその効果については、必ずしも十分なエビデンスがあるわけではないですが、受診率が向上することが多いようです。人はパターン化されると、それに自分が合っているかのように思ってしまうことが、受診率を高めている要因かもしれません。

対象者の属性によって効果的なメッセージが異なる

　対象者の属性によって、効果的なメッセージが異なります。がん検診の受診勧奨に関する一般市民を対象とした調査では、"家族のため"を強調したメッセージは学歴と、"自己負担"を強調したメッセージは収入と関係があることが示されました。対象者に応じたメッセージを検討することがポイントです。

（参考文献）　福田吉治, 林辰美. 健康づくりに関するメッセージの効果認識の関連要因：社会経済的要因に注目して. 日本公衆衛生雑誌 2015; 62(7): 347-356.

量販店等とのコラボ企画

（高知県）

`Priming`

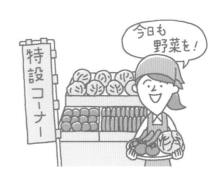

　高知県は「日本一の健康長寿県構想」を掲げ、その中でPriming（潜在意識）の考えを取り入れた活動を進めています。具体的には、県民の生活に身近なスーパーやコンビニエンスストア等の協力を得て、健康啓発一斉プロモーションを行う月に、野菜摂取に関する啓発（商品に野菜摂取を促すシールを貼付、ポップや特設コーナーの設置など）を実施しています。

　これらは、Timely（時期）に住民とのタッチポイント（接触機会）を増やし、活動の認知度を高め、行動変容を後押しすることにもつながります。

記念日に送る特別なメッセージカード

`Affect`

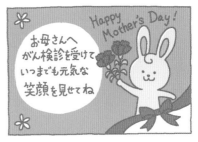

　母の日や父の日などの記念日に渡す、アニメーション付きメッセージ画像やメッセージカード（がん検診の受診を勧めるもの）があります。心に響くメッセージを掲載し、SNSで送信できるようになっています。

予定日を記載できる欄を設ける

`Commitments`

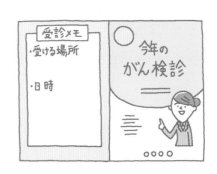

　受診等の勧奨用リーフレットなどに、健診や保健指導の予定日の記載欄を設けているケースを多く見るようになってきました。まず、受診予定日を決めて、それを記録するという行為が、Commitmentsになります。例えば、がん検診の受診勧奨用のはがきに、受ける場所と日時を記入するメモ欄を設けたところ、受診率の改善につながった事例も多いです。自ら記入することで自分に対する「約束」になり、また、場所や日時の覚書となります。

減量や運動を促すゲームアプリ

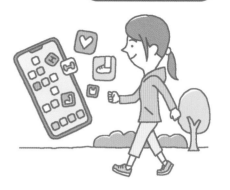

　最近ではさまざまな健康系のゲームアプリがリリースされています。

　「ダイペットDX」は、減量した分だけペットが育つゲームを楽しみながら減量ができます。期間は30日、60日、90日から選択でき、スケジュールに合わせてプレイが可能です。その日の体重を入力し、ゲームを始めたころの数値より少なければペットにエサを与えられる仕組みとなっています。

　「ふとしの部屋」は、ぽっちゃり男子・ふとしくんと二人三脚で減量に取り組むアプリです。自分の体重が減るとふとしくんの体重も減っていくので、ダイエット友達ができた気分になれます。継続するとふとしくんがイケメンになっていき、見た目が変わるので達成感が味わえます。

　ゲームアプリの使い方次第で、減量の三重苦「続かない」「つらい」「孤独」を自分なりの「楽しさ」に変えることが可能です。対象者に継続して取り組んでもらうために、保健指導でゲームアプリを紹介するのもよいでしょう。

column

健診・保健指導はEASTからのアプローチも可能

ナッジの他のフレームワークとしてよく活用されるEASTを使って、健診・保健指導の取組を考えることもできます。EASTとMINDSPACEの要素の多くは共通しています。健診・保健指導などの取組を立案したり見直したりする際、まずはEASTで取組の概要を考え、具体的な計画に落とし込む過程でMINDSPACEの要素を用いると、より実現可能性が高い取組になります。

表5 EASTとMINDSPACEの共通要素

EASTの要素	具体的取組と解説	MINDSPACEの要素
Easy 簡単	● 受診や利用、予約を簡単にする（簡単に思わせる） ● 健診機関の選択を簡単にする 解説 ▶ 健診受診や保健指導利用、予約などは意外と手間がかかるものです。デフォルトの活用、ウェブでの予約などで簡単にすることが重要です。 ▶ 勧奨用リーフレットを分かりやすくし、簡単に受診や利用ができると思わせることも大切です。	Defaults Salience Priming Affect
Attractive 魅力的	● 健診や保健指導の内容を魅力的にする（思わせる） ● インセンティブを付ける ● ゲーミフィケーションなどを活用する 解説 ▶ 健診や保健指導の内容を魅力的にすることが最も重要です。目新しい検査項目、遠隔やデバイスなどの新しい指導方法の導入が受診と利用を促進するでしょう。 ▶ さまざまなインセンティブやゲーミフィケーションなども合わせて活用すると効果的です。 ▶ 勧奨用リーフレットに、Messenger、Salience、Priming、Affect、Egoなどを活用すると魅力的なメッセージになります。	Messenger Incentives Salience Priming Affect Ego
Social 社会規範	● 健診受診、保健指導の利用を当たり前にする ● チームなど、皆で取り組む 解説 ▶ Socialは、さまざまな意味を含みますが、典型的には、Normsあるいは同調効果が含まれます。	Messenger Norms Defaults Commitments
Timely 時期	● 健診から保健指導までの時間を短縮する ● がん予防月間などを活用する ● 節目年齢、お誕生日健診を実施する 解説 ▶ 案内をタイミングよく送ったり、がん予防月間などの機会を活用したりして、うまく周知するとよいです。また、節目年齢や誕生日、年度初めなど、本人にとって健診を受けたいタイミングにアナウンスしたり、日時を設定しましょう。	Priming

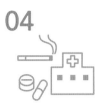

04 その他の保健事業へのナッジの応用

ナッジは、喫煙対策や医療費適正化に向けた取組などのさまざまな保健事業にも応用できます。使いやすいフレームワークを用いて、取組を推進していきましょう。

■ 喫煙対策

　健診・保健指導でご紹介したフレームワークMINDSPACEは喫煙対策にも活用できます。ナッジの要素は同様ですが、さまざまな喫煙対策の事例も多くあります。

社長の健康宣言（株式会社ワコール）　活用ナッジ Messenger／Norms／Commitments

　喫煙対策は、組織のトップの意見が大きく影響します。会社では社長、自治体では首長に、禁煙宣言や健康宣言を行ってもらうことが重要です。株式会社ワコールのように、企業理念をベースにした健康宣言は、従業員にも浸透しやすく、理解が広まります。また、社外への発信としても、企業のカラーが伝わりやすく、好印象を与えるでしょう。

　健康宣言には、なるべくトップの写真を掲載するとよいです。メッセージ性が強調される、規範への意識付けになる、といったメリットがあります。

図7 ワコール健康宣言（2015年11月1日 同社創立記念日に発表）

ワコール健康宣言

お客様に"美"と"健康"を届ける企業として、

社員の自律的な健康管理を積極的に支援し、

一人ひとりが心身ともに美しく健やかに活動できる

環境づくりをとおして、活力に満ちた健康経営をめざします。

社長からのメッセージ

社員のみなさんの健康が会社にとって

かけがえのない経営資産であることはいうまでもありません。

一人ひとりが心身ともに健康で、いきいきと働くことのできるよう、

健康管理の支援策や快適な職場風土の構築を推進していきます。

しかし、まず何よりも大切なのは、一人ひとりが高い意識を持ち、

自身の健康管理に積極的に取り組むことです。

相互信頼の志のもと、一丸となって美しく健やかに健康経営をめざしましょう。

株式会社ワコール
代表取締役社長 執行役員
安原 弘展

さまざまな企業や健保組合におけるメッセージ（三菱電機健康保険組合 日本マクドナルド健康保険組合）

誰からのメッセージが効果的なのかは、対象者によって異なります。家族（配偶者や子ども、孫など）、著名人や有名なキャラクター、職場の人（上司、同僚）、友人や恋人などさまざまです。対象者にとって身近な禁煙成功者の声を発信することもよい方法です。

●三菱電機健康保険組合●

活用ナッジ　Messenger／Salience／Affect

赤ちゃんの写真を起用することで、万人に受け入れられるメッセージとなります。また、子どもの発育への影響についても言及しており、受動喫煙の悪影響をより意識しやすくなります。

図8 赤ちゃんの写真を起用した禁煙ポスター

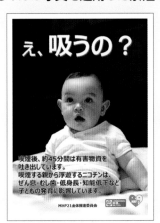

●日本マクドナルド健康保険組合●

活用ナッジ　Messenger／Affect／Ego

禁煙リーフレットや禁煙プログラムの紹介などでは、身近にいる禁煙成功者の声を掲載するとよいでしょう。禁煙成功者にとっては承認欲求を満たすことにもつながりますし、身近な人の成功事例は、これから禁煙に取り組む人の参考や励みにもなります。

図9 禁煙成功者の声

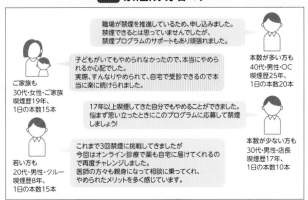

保険者におけるインセンティブ（ポーラ・オルビスグループ健康保険組合）

活用ナッジ　Incentives／Commitments／Ego

表6 2020年度 喫煙対策の主な取組

ポーラ・オルビスグループ健康保険組合では、保健事業の一環として、喫煙対策に取り組んでいます。表6 のように、卒煙が成功した際のポイント付与や、禁煙外来にかかる費用の補助など、複数のインセンティブの取組を設定し、喫煙者自身に選択してもらうようにしています。

卒煙策・その他	援助策
自力で卒煙 <期間限定キャンペーン>	卒煙チャレンジを提出、期間内の3カ月間禁煙達成をすると、本人PepUp 1万ポイント、サポーター2名各1,000ポイントを進呈
禁煙外来<通年>	窓口負担2万円まで補助（ほぼ全額補助）
卒煙プログラム（ascure） <期間限定キャンペーン>	参加費5.28万円中5万円を補助 卒煙後アンケート回答でPepUp 3,000ポイントを進呈（結果自己負担なし）
禁煙パッチ・ガム補助金 <通年>	自力での卒煙については、禁煙パッチ8週分、禁煙ガム12週分かつ2万円を上限とする

この他にも、MINDSPACEを活用した喫煙対策の事例が多数あります。
詳しくは、『ナッジを応用した健康づくりガイドブック』をご覧ください。
（https://www.nudge-for-health.jp/2023/01/news197/）

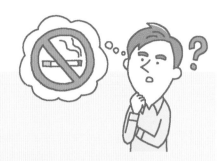

理解度チェック：どのナッジを活用している？

問題 以下は、実際の事例に基づいた喫煙対策の例です。MINDSPACEやEASTのどのナッジの要素を活用しているか考えてみましょう。

① 社長が自ら禁煙を宣言し、会社のホームページに公表。同時に社員にも禁煙を促す。

② 複数あった喫煙所を、屋外の屋根のない1カ所のみに減らす。

③ 喫煙所に行く場合、机にフラグを立て、7分のタイマーを設置。時間内に戻ってこないと100円の罰金。罰金は社内イベントの費用として使う。

④ 喫煙者に2名サポーターを付けて禁煙支援。成功したら、本人だけでなく、サポーターにも10,000円支給。

⑤ 喫煙していない社員に年1回5,000円支給。

⑥ 喫煙者に「禁煙した方がよいよ」「社長もやめたよ」などの声掛け推奨。

答え ① Commitments、Norms：社長が社員や社会に対して約束する。そうすることで、喫煙してはいけない、禁煙しなければならないという規範が生まれる。社長からの言葉なので、Messengerにも該当する。

② (逆)Easy：喫煙所を不便にすることで喫煙するのを防ぐ。理想的には喫煙所をなくすこと。喫煙しにくい環境や風土、規範をつくる意味ではNormsにも該当する。

③ (逆)Incentives、ペナルティ：単なる罰則ではなく、ユーモアがあったり、皆の役に立つようなものであれば受け入れられやすい。ゲーミフィケーション的な要素もよい。

④ Social、Commitments：支援の他、他の人のために禁煙するという意味もある。同調効果にも該当する。

⑤ Incentives：非喫煙者にも賛同を得るため、非喫煙者へのインセンティブもあるとよい。

⑥ Norms、Social、同調効果：過剰な同調効果は好ましくない。禁煙したいけれどできない人は多いので、禁煙支援も同時に行うことが大切。

このように、一つの取組でもいくつかのナッジの考え方が含まれていることがあります。また、一つの取組だけではなく、複数の取組を組み合わせることで効果も高まります。

■ 適正受診・適正服薬

　健保組合や自治体などの医療保険者では、健康づくりや予防に関する保健事業と同様に（あるいはそれ以上に）、適正受診・適正服薬への取組が重要となっています。行動経済学とナッジは、これまで健康づくりや予防への活用が中心的でしたが、これからは適正受診・適正服薬への活用も期待されます。

　後発医薬品（ジェネリック医薬品）の処方では、以前はオプトイン、すなわち、患者が希望した場合に医師が処方していました。しかし、現在はオプトアウト、すなわち、原則（デフォルト）はジェネリックで、患者が希望しない場合にその旨を伝えることになっています。それによって、ジェネリックの使用割合は大きく高まりました。

　同様に、医薬品の有効性・安全性・経済性から、医療機関や地域ごとに使用方針を定めるフォーミュラリは、基本的な処方のデフォルトを設定する取組といってよいでしょう。一定の期間内であれば、医師の診療なしに繰り返し使用できるリフィル処方箋も、数回決まった処方をするという意味でデフォルトに近い考え方です。頻回受診や重複服薬への指導・相談を行う取組では、ほとんど希望者がいない現状です。今後は、原則として対象者全員に指導・相談を実施する仕組みづくりも検討できるかもしれません。

■ 重症化予防

　重症化予防の取組において、効果を上げている地方職員共済組合の例をご紹介します。ここは全国に支部があり、本部が各支部の優良事例を毎年横展開しています。優良事例を参考に事業を実施したところ、対象者の多くが面接指導を受け、医療機関への受診も達成できています。面接指導や医療機関への受診勧奨のどちらにおいても、対象者が自然と行動に移しやすくなる仕組みづくりがポイントです。

面接指導

　特定健診の結果を有している医療保険者側において、HbA1cが8.0以上の者を一律抽出（Easy、Defaults）し、すぐに職場経由で連絡する（Timely）ことで、未受診を放置しない体制ができています。

図10 実施フロー（面接指導）

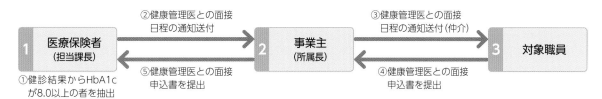

医療機関への受診勧奨

　事前に医療機関への受診勧奨の様式を決めてルール化しておくと、対象職員は「受診するのが当たり前」という感覚となります（Social）。また、所属長とも連携することで仕事の調整もしやすくなり（Easy）、「健診を受けて終わり」という問題の解消につながります。

図11 実施フロー（医療機関への受診勧奨）

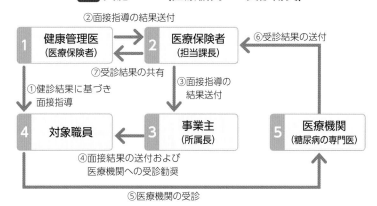

カスタマージャーニー（行動プロセス）とボトルネック

カスタマージャーニーとは？

　最近、"カスタマージャーニー"、あるいは、"行動プロセス"が注目されています。カスタマージャーニーは、マーケティング用語で、その名前（顧客の旅）の通り、カスタマー（顧客・消費者）が商品やサービスを購入・利用するまでの行動を"旅"に例えたものです。そのプロセス（過程）を詳しく分析し、それぞれのプロセスでとりうるアクション、促進要因、阻害要因やその対策を考え、旅を終了してもらうための方策を検討します。

　保健事業もサービスですから、この考え方を応用することができます。そして、そのプロセスでとっているアクションや阻害要因を検討し、さらにとりうるアクションを検討します。その際に、促進要因を強めたり、阻害要因を取り除いたりするために、行動経済学とナッジが効果的かもしれません。

ボトルネックとは？

　ボトルネックという考え方があります。ボトルネックとは、瓶の首が細くなっている部分を指す"bottleneck"に由来し、業務の停滞や生産性の低下を招いている工程・箇所のことを指し、ある行動を起こすときの最も重大な阻害要因を意味します。ボトルネックである阻害要因を明らかにして、そこに対処をしなければ、他の阻害要因の対応ができても、流れは滞ったままになります。

　保健事業をカスタマージャーニーで分解し、それらに対処するとともに、ボトルネックを見つけ、重点的に対処することが肝心です。

特定健診のカスタマージャーニー

　図12 は、特定健診受診のカスタマージャーニーを示しました。

　旅の始まりは、特定健診の存在を広報などで知ることです。そして、受診券や勧奨通知を受け取ります。ここで、開封もせず、廃棄されるかもしれません。開封して読んでも、内容が理解できないなど、受診しようと思わなければ、旅は終わります。受診しようと思った場合、受診機関や日時を決めますが、受診機関を選択できなかったり、日時を決めることができなかったり、予約ができなければ、ここでも旅は終わります。予約はしても、予約を忘れたり、受診券をなくしたりすれば、受診にはたどり着けません。

　この旅の中で特定健診の提供側が行っているアクションは意外と限られています。旅の冒頭である、特定健診の広報、受診券の送付、受診勧奨や再勧奨が中心です。それ以降の多くのプロセスでの阻害要因に対処する必要があり、そこにナッジが応用できます。

図12 特定健診受診カスタマージャーニー（行動プロセス）

カスタマージャーニー：消費者（カスタマー）の購入行動を旅（ジャーニー）に例えて、その過程を分解したもの。

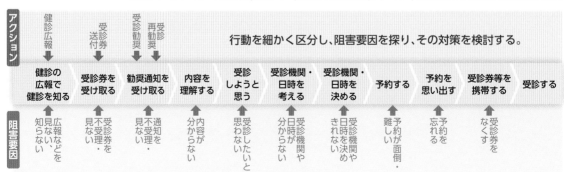

特定保健指導のカスタマージャーニー

図13は特定保健指導のカスタマージャーニーを示しました。特定健診と同様に多くのプロセスと阻害要因があります。阻害要因への対処も特定健診と同様なことが考えられます。

では、特定保健指導のボトルネックはどこでしょうか。ケース・バイ・ケースですが、特定保健指導の必要性が理解できない、予約が面倒、そもそも特定保健指導に魅力がないなどがボトルネックの候補かもしれません。利用率が低いところは、カスタマージャーニーのうち、どのプロセスがボトルネックになっているか探索してみましょう。

図13 特定保健指導利用のカスタマージャーニー（行動プロセス）

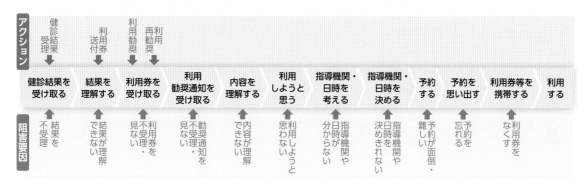

カスタマージャーニーにおけるナッジの応用

ナッジですべての対策が可能というわけではありませんが、EASTのフレームワークのEasy（簡単）では、受診・指導機関や日時を決めることを簡単にする、予約を簡単にするなど、Attractive（魅力的）では、広報、受診券やリーフレットの封筒、健診の内容を魅力的にするなどが考えられます。

ナッジは、各プロセスにおいて応用できるとともに、プロセスをスキップさせることにも役立つかもしれません。特に、仕組み型ナッジが有効でしょう。例えば、健診の案内に二次元コードを付けて、予約サイトへのアクセスに誘導し、簡単に予約できる、保健指導の対象になったらあらかじめ受診日時が設定されるなどが考えられます。

表7 健診のカスタマージャーニーにおける阻害要因と対処の例

阻害要因	対処の例
広報などを見ない、知らない	目立つ広報、さまざまな場所での広報
受診券や通知を受理しない	開けてもらう封筒の工夫
内容が分からない	分かりやすいリーフレットの工夫
受診しようと思わない	魅力的な（魅力的に思える）健診内容
受診機関や日時が分からない	受診機関や日時を分かりやすく提示
受診機関や日時が決められない	受診機関や日時を制限しておく
予約が面倒・難しい	簡単に予約できる仕組み
予約を忘れる	予約のリマインド通知
受診券をなくす	受診券の再送付、受診券なしでの受診可

Chapter 3

ナッジを現場に取り入れよう

さまざまなナッジ理論やそのフレームワークを活用して、実際の保健事業や取組にナッジの要素を取り入れてみましょう。保健事業を運営する基本的な流れとともに、ナッジを取り入れる3つの方法をご紹介します。

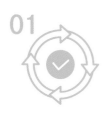

01 ナッジ実践の基本を押さえる

ナッジを応用した取組は、他の保健事業と同様に、PDCAサイクルで実施することが大切です。まず、何かターゲットとなる行動や対象を決めて、ナッジを応用した取組を計画してみましょう。

■ まずは基本的な流れを押さえよう

どのような保健事業でも、行う前の準備とPDCAサイクルを意識して計画実施することが重要です。それは、ナッジの応用でも同じことです。ナッジの応用ツールとして、「BASIC」というものがあります。

これはOECD（経済協力開発機構）が提唱したナッジ（OECDはナッジを行動インサイトと呼ぶ）を活用するための5つのステージと実践のプロセスをまとめたものです（表8）。これらは、ナッジに特有なものではなく、保健事業全般に当てはまる考え方でもあります。

ただし、ステージ1の行動やステージ2の分析のプロセスを厳密にし過ぎたり、時間をかけ過ぎたりすることは、あまり望ましくありません。例えば、健康経営優良法人の申請のために実績がほしい、早急に対応すべき課題があるなど、現場ではすぐにでも何らかの取組を行ってほしいというニーズもあるからです。中途半端な実践では、効果がうまく現れなかったり、検証できなかったりする危険性がありますが、現場のニーズに合わせて実践しながら、できる限りの評価をして、改善や継続につなげていくことが重要です。

表8 BASICによるナッジ（行動インサイト）活用のプロセス

ステージ	要　素	説　明
ステージ1	Behavior（行動）	ターゲットとする行動、目指すべきアウトカム（目標）を決める。
ステージ2	Analysis（分析）	ターゲットとなった行動をとる（あるいはとらない）背景や要因を検討する。
ステージ3	Strategy（戦略）	分析結果に基づき、戦略として具体的な方法を特定する。
ステージ4	Intervention（介入）	介入を実施して、効果を検証する。必要に応じてプレテストを行う。
ステージ5	Change（変化）	結果をもとに振り返りを行い、見直しや改善、継続の有無を検討する。

02 ナッジを取り入れる3つの方法

ナッジを現場に取り入れるためには、「先行事例を横展開する」「ナッジの
視点で見直しと改善を行う」「ゼロから取組を立案する」という3つの方法
があります。現場の状況に合った方法で実践してみましょう。

方法1　先行事例を横展開する

　他の企業や健保組合、自治体の先行事例を参考にして、取組を実施するものです。先行事例は、条件が異なる（例え
ば、意思決定者の理解、予算、専門家の支援など）といった課題があり、そっくりそのまま応用できないこともありま
す。一方で、予算が比較的かからない、小規模の集団でも実施できるなどの利点もあり、横展開はしやすいです。本書
で紹介した事例などを参考に、ポイントを活かしながらアレンジして、同じような取組から導入してみることをおす
すめします。

方法2　ナッジの視点で見直しと改善を行う

　現在行っている事業や取組を見直し、改善する際に、ナッジの視点を取り入れることで、事業や取組をより効果的
にすることができます。

STEP1 見直したい事業・取組を決定する

　　　　まずは、見直したい事業・取組を決めます。参加者が少ないなど、課題があると思われる事業・
取組を選択します。なお、次の**方法3**を含めて、担当者だけでなく、同じ部署の他の担当者、関
連する部署の方なども含めると、客観的な意見が得られ、よい議論ができるでしょう。

STEP2 「チェックリスト」でチェックする

　　　　MINDSPACEとEASTによる見直しのためのチェックリストがあります（p.68参照）。それをもと
に、ナッジの要素が含まれているかを検討します。それぞれのナッジの意味が分からないことも
あるため、ナッジの意味の確認を含めて、皆で検討を進めます。まずは、各個人でチェックしても
らった後、全体で議論し合うのがよい方法です（p.62「チェックリストを用いたワーク事例」参照）。

STEP3 見直しと改善策を考える

　　　　チェックリストに含まれていないナッジの要素を取り入れ、改善策を考えてみましょう。ただし、
含まれていないナッジのすべてを、必ずしも取り入れる必要はありません。可能な範囲で応用
し、改善策を考えてみましょう。

保健指導利用案内のリーフレットの見直し

　健保組合や自治体では、保健指導の利用案内リーフレットを作成していますが、情報量が多く、重要なメッセージや内容が伝わりにくいことが多いです。こうしたリーフレットなどの媒体を見直し、改善を図る際に、ナッジの視点は非常に大切です。例えば、ある自治体のリーフレットを例に見直しと改善のポイントを考えてみましょう。

　ナッジを応用した保健指導の利用案内リーフレットについて、自治体での実施を想定した、リーフレット見直しのグループワークを行いました。リーフレットの内容は、糖尿病腎症重症化予防プログラムの利用を促すものです。ナッジの視点で、応用できている点、改善した方がよい点について話し合いました。

表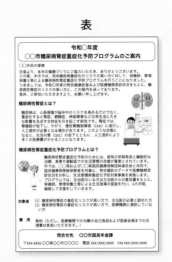

裏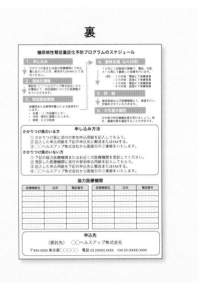

1. チェックリストをもとに話し合い、問題点を挙げる

　まずは、MINDSPACEとEASTをもとにしたチェックリストを使用し、ナッジの視点でリーフレットを見直します（図14）。

　その際、まずは個人でチェックをしてから、複数名で集まって話し合うことが望ましいです。改善した方がよい点ばかりに目が行きがちですが、すでにナッジを応用できている点に着目することも大切です。

　実際のグループワークでは、さまざまな意見が挙がりました（p.63 図15 図16）。

> チェックリストのひな型は、p.68に掲載しています。

図14 MINDSPACEとEASTによるチェックリスト

カテゴリー	チェックの質問	チェック
Messenger メッセンジャー	権威のある、あるいは重要な人からのメッセージになっているか？	×
Incentives インセンティブ	その行動をとらないと損するように思えるか？あるいは、インセンティブはあるか？	×
Norms 規範	多くの人が行っているように思えるか？	×
Defaults 初期設定	あらかじめ設定されたもの（初期設定）になっているか？	×
Salience 顕著性	目立つ、自分に合っているように思えるか？	×
Priming 潜在意識	潜在意識に働きかけているか？	○
Affect 情動	感情に訴えるものになっているか？	○
Commitments コミットメント	公約したり、約束したりするようになっているか？	×
Ego エゴ	自分に都合のよい、あるいは心地よいものか？	×
Easy 簡単である	簡単か（簡単に思えるか）？	×
Attractive 魅力的である	魅力的か（魅力的に感じるか）？	×
Social 社会規範となっている（皆が行っている）	皆が行っているように思えるか？集団意識を考えているか？	×
Timely 時期が適切である	時期は適当か？	△

○…含まれている　×…含まれていない　△…不明

図15 リーフレットの見直し（表）

令和〇年度
〇〇市糖尿病腎症重症化予防プログラムのご案内

〇〇市民の皆様

日頃より、本市の健康づくりにご協力いただき、ありがとうございます。
この度、本市では、将来糖尿病重症化のリスクの高い方に対して、保健師、管理栄養士等による糖尿病性腎症重症化予防プログラムを行うことになりました。
つきましては、令和〇年度の特定健康診査および医療機関受診状況をもとに、糖尿病性腎症のリスクの高い方に、この案内を送っております。
是非、ご参加いただきますよう、お願い申し上げます。

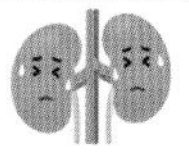

糖尿病性腎症とは？

糖尿病は、心筋梗塞や脳卒中のリスクを高めるだけでなく、重症化すると腎症、網膜症、神経障害など日常生活に大きな影響を及ぼす合併症を引き起こす病気です。腎症では、腎機能が低下し、やがて、慢性腎機能障害（CKD）に進行し、人工透析が必要となる場合があります。このような状態になると、生活の質（QOL）の低下とともに、人工透析により多くの医療費がかかることになります。

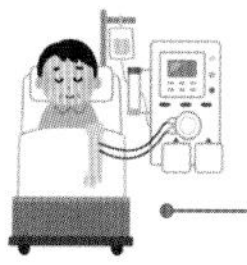

糖尿病性腎症重症化予防プログラムとは？

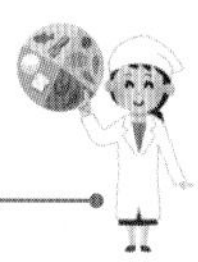

糖尿病性腎症重症化予防のためには、病気の早期発見と継続的な治療、食事や運動面での生活習慣の改善が重要とされています。市では、〇〇県および〇〇県国民健康保険団体連合会と共同で、国民健康保険被保険者を対象に、特定健診のデータや医療機関受診状況を分析し、生活習慣病重症化予防対策事業を実施します。プログラムでは、主治医のいる方は主治医からの意見書をもとに、保健師、管理栄養士等による生活指導の面接を行い、6ヵ月間、継続して支援をしていきます。

対象者　(1) 糖尿病性腎症の重症化リスクが高い方で、主治医が必要と認めた方
　　　　　(2) 糖尿病性腎症の重症化リスクが高い方で、医療機関に通院していない方

費　用　無料（ただし、医療機関での治療の自己負担および面接会場までの交通費は負担いただきます。）

問合せ先　〇〇市国民年金課

〒XXX-XXXX 〇〇県〇〇市〇〇〇〇　電話 XXX (XXX) XXXX　FAX XXX (XXX) XXXX

Messenger：誰から誰へのメッセージなのか分からない。
Salience：自分に向けたものかどうか分からない。名前を入れた方がよい。

Ego：保健指導を受けたことで得られるメリットが感じられない。

Priming：イラストを使っているのはよい。

Incentives：お得感やメリットが感じられない。

Timely：適切な時期の案内かどうか分からない。

Defaults/Social：保健指導を受けることが当たり前とは感じない。受けなくてもよいという印象を持つ可能性がある。

Affect：腎疾患や人工透析のイメージ図があるのはよい。

Norms：過去、どれくらいの人が参加しているのか分からない。

図16 リーフレットの見直し（裏）

糖尿病性腎症重症化予防プログラムのスケジュール

1. 申し込み
かかりつけ医または協力医療機関にて申込書に記入いただき、郵送またはFAXにて送付ください。

2. 面接日調整
委託先（〇〇ヘルスアップ株式会社）からお電話にて、初回面接について日程調整させていただきます。

3. 初回面接実施
保健師または管理栄養士による面接を行います。
・会場：〇〇市保健センター
・日時：個別に調整いたします。
・時間：60分程度

4. 継続支援（6カ月間）
1ヵ月に1回程度の間隔で、電話、対面、メール等にて継続した指導を行います。
（例）・1ヵ月後：電話にて保健指導
　　　・2ヵ月後：面接にて保健指導
　　　・3ヵ月後：電話にて保健指導
　　　・4ヵ月後：面接にて保健指導

5. 評価
最終面接および医療機関にて、検査を行い、評価をさせていただきます。

6. 次年度の健診
次年度の特定健康診査を受けましょう。毎年、健康状態を確認することが大切です。

申し込み方法

かかりつけ医のいる方
① かかりつけ医に添付の参加申込用紙を記入してもらう。
② 記入した申込用紙を下記の申込先に郵送またはFAXする。
③ 〇〇ヘルスアップ株式会社から面接日のご連絡をいたします。

かかりつけ医のいない方
① 下記の協力医療機関またはお近くの医療機関を受診してください。
② 受診した医療機関に添付の参加申込用紙を記入してもらう。
③ 記入した申込用紙を下記の申込先に郵送またはFAXする。
④ 〇〇ヘルスアップ株式会社から面接日のご連絡をいたします。

協力医療機関

医療機関名	住所	電話番号	医療機関名	住所	電話番号

申込先

（委託先）　〇〇ヘルスアップ株式会社

〒XXX-XXXX 東京都〇〇〇〇〇　電話 03 (XXXX) XXXX　FAX 03 (XXXX) XXXX

Commitments：保健指導の予定日を記載するところがない。
Easy：申し込みに当たり、かかりつけ医等からの記入が必要なのでハードルが高い。

Affect：よく知らない委託業者に申し込むのは、心理的にためらう。

Attractive：全体的に文字数が多く、読もうと思わない。デザイン（配色や配置など）が、目に留まりにくい。

2.問題点から改善策を考える

　次に、チェックで含まれていなかったナッジのカテゴリーを中心に、ナッジをどのように活用すれば改善できるのかを考えます。例えば、Messenger（メッセンジャー）の要素を含む案として、「お決まりのあいさつ文などの代わりに、市長や医師会長などからのメッセージを記載する」、Attractive（魅力的）では、「文字数を少なくする、配色や配置、イラストなどのデザイン性を出す」といったアイデアが挙がりました。

　このように、アイデアとして挙がった改善のポイントを、実際の事業や取組に反映していきます。

図17 グループワークでの改善策例

カテゴリー	改善策例
Messenger メッセンジャー	お決まりのあいさつ文などの代わりに、市長や医師会長などからのメッセージを記載する
Incentives インセンティブ	プログラムの費用を記載して、それが無料だとアピールする 保健指導利用者にはヘルスグッズやスポーツジムの割引券などをプレゼントする
Norms/**S**ocial 規範・社会規範 （皆が行っている）	昨年度の利用率や利用者数を示す
Defaults 初期設定	保健指導の日時をあらかじめ指定し、都合が悪ければ連絡してもらう
Salience 顕著性	"無料"の文字を目立たせる
Priming 潜在意識	「あなたは保健指導の対象者です」とインパクトを与える
Affect 情動	家族からのメッセージや利用者の声を記載する
Commitments コミットメント	案内通知に保健指導日や場所を記載する欄を設ける
Ego エゴ	「○○様だけのオリジナルプログラムのご案内」と特別感を出す
Easy 簡単である	申し込みは二次元コードから直接、もしくは市の担当者が窓口になる
Attractive 魅力的である	文字数を少なくする 配色や配置、イラストなどのデザイン性を出す
Timely 時期が適切である	健診後に案内文を送る

方法3　ゼロから取組を立案する

　ナッジを応用した取組をゼロから考える方法です。もちろん、本書で紹介したナッジの基本的な考え方や具体的な例を理解しておくことが大切です。ブレインストーミングをしながら、皆でアイデアを出して、事業や取組を考えてみましょう。

STEP1　対象とする行動とターゲット集団を決定する

　具体的な取組の内容をある程度決めておくと、アイデアが出やすくなります。

　例として、健診の受診勧奨、保健指導の利用向上、食行動・食生活支援（減塩、野菜摂取の推進など）、運動・身体活動の促進、喫煙対策などが挙げられます。

　ターゲット集団（性別、年齢階級別、地域か職域かなど）を絞るとアイデアが散漫にならずよいですが、絞り過ぎるとアイデアが出しにくくなるので注意が必要です。

STEP2　ナッジのフレームワークをもとにアイデアを出す

　複数人で集まり、ブレインストーミングをしてみましょう。

　まずは、実施できるかどうかは考えず、たくさんのアイデアを出すことがポイントです。ワークシートを使用すると効率的にアイデア出しができます（p.66「ワークシートを用いたワーク事例」参照）。

STEP3　具体的な取組を検討する

　出されたアイデアから、具体的に実施できる計画を立案します。

　アイデアの中から、具体的な計画まで落とし込めるものは、それほど多くはないかもしれません。STEP2 で出されたアイデアについて、具体的な内容を検討しながら、実施することが可能かを考えましょう。STEP4 の実施計画を立てるアイデアを絞り込むことが目標です。

STEP4　実施計画を立てる

　さらに、1つか2つに絞り、実施計画を考えます。

　誰が、どこで、誰に対して、いつ、どのように行うかを詳しく検討しましょう。また、予算の設定によって、取組の内容や工夫の仕方も異なってくるため、十分な検討が必要です。計画で重要なのは、評価指標です。実施した場合、その効果を検証する評価方法を実施の前に考えておくことがポイントです。

STEP5　実施・評価・見直し

　具体的な計画ができたら、実施してみましょう。実施後は、評価指標に沿って評価し、見直しをします。

職場でできる運動の取組

運動や身体活動の取組をゼロから立案する際には、EASTやMINDSPACEのフレームワークを活用してみましょう。運動や身体活動の取組は"継続性"がポイントです。ナッジをどのように応用すれば、行動変容のきっかけがつくれるのか、そして継続できるのか、それらを考えることが大切です。

ナッジを応用した職場でできる運動の取組について、企業での実施を想定したグループワークを行いました。企業規模や業種などの背景は、グループごとに設定をします。

1. ワークシートを用いたアイデア出し

グループワークでディスカッションした事例では、アプリを活用した運動（歩数）促進をテーマに、EASTによるワークシートを用いてアイデア出しをしました。例えば、Attractive（魅力的）では、イベント名を「新社長と一緒にからだもリニューアル」とすることや、Social（社会規範）では「チーム対抗の歩数競争イベントを開催する」、Timely（時期）では「定期健診の3カ月前からイベントスタート」などといったアイデアが挙がりました。

図18 アイデア出しの実例：アプリを活用した運動（歩数）促進

EASTによるワークシート

取組の内容や健康行動	アプリを活用した運動（歩数）促進
対象（集団）	社員

カテゴリー	方針	具体的内容案
Easy 簡単	簡単にする（思わせる）、手間を省く	・スマートフォンと連動したウェアラブルウォッチをレンタルして簡単に歩数が測定できる
Attractive 魅力的	魅力的にする（思わせる）	・おしゃれなウェアラブルウォッチを使用する ・アプリダウンロードでインセンティブ（社員食堂チケット、ジムの割引券など） ・インパクトのあるイベント名にする「新社長と一緒にからだもリニューアル」
Social 社会規範	規範に加えて、同調効果（皆で行う）や競争を加える	・社長からメッセージを発信する ・社長の歩数を公開する ・チーム対抗の歩数競争イベントを開催する
Timely 時期	よいタイミングや時期を考える	・定期健診の3カ月前からイベントスタート ・1カ月に1回、社長や産業医、保健師などから運動促進のアナウンスをする
その他	その他アイデアがあれば	

2.アイデアをもとに事業概要や計画を立案

　1.で考えたアイデアをもとに、実現可能性や優先性、介入効果などのインパクトを踏まえ、アイデアを組み合わせてチーム対抗歩数競争の事業を考案しました。これをもとに、実際の事業や取組に落とし込んで事業計画を作成していきます。

図19 事業概要の実例：アプリを活用した運動（歩数）促進

チーム対抗歩数競争の基本ルール

1チーム5〜6名でチームを編成し、1日の合計歩数を集計する。
3カ月間の合計総歩数をチームで競う。

名　称	新社長も歩いちゃう？ TEPPEN目指せ！　チーム対抗歩数競争
概　要	・健診3カ月前よりイベントスタート ・参加希望者にウェアラブルウォッチをレンタル 　（優勝チームにはそのままプレゼント！） ・新社長よりメダル授与、商品贈呈 　（社員食堂チケット20回分、ジムの割引チケット 　20回分）
活用したナッジ	Easy、Attractive、Social、Timely など

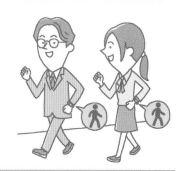

チェックリストやワークシートを活用しよう

　現在行っている事業や取組を、ナッジの視点で見直しや改善を行う場合、MINDSPACEやEASTをもとにしたチェックリストが活用できます。また、ナッジを応用した取組をゼロから考える場合、ナッジのフレームワーク（CANやEAST、MINDSPACE）をもとにしたワークシートを活用すると、アイデア出しがスムーズになります。CANは食行動・食生活支援の取組に、EASTやMINDSPACEは運動・身体活動支援、健診・保健指導、喫煙対策などの取組に応用できます。できるだけ多くのアイデアを出し、その中から、実現可能性や優先度が高い、介入効果や費用対効果といったインパクトがあるアイデアを、具体的な事業計画に落とし込んでいきましょう。

MINDSPACEとEASTによるチェックリスト

カテゴリー	チェックの質問	チェック
Messenger メッセンジャー	権威のある、あるいは重要な人からのメッセージになっているか?	
Incentives インセンティブ	その行動をとらないと損するように思えるか? あるいは、インセンティブはあるか?	
Norms 規範	多くの人が行っているように思えるか?	
Defaults 初期設定	あらかじめ設定されたもの（初期設定）になっているか?	
Salience 顕著性	目立つ、自分に合っているように思えるか?	
Priming 潜在意識	潜在意識に働きかけているか?	
Affect 情動	感情に訴えるものになっているか?	
Commitments コミットメント	公約したり、約束したりするようになっているか?	
Ego エゴ	自分に都合のよい、あるいは心地よいものか?	
Easy 簡単である	簡単か（簡単に思えるか）?	
Attractive 魅力的である	魅力的か（魅力的に感じるか）?	
Social 社会規範となっている（皆が行っている）	皆が行っているように思えるか?　集団意識を考えているか?	
Timely 時期が適切である	時期は適当か?	

改善策は?

○………含まれている
×………含まれていない
△………不明

CANによるワークシート

取組の内容や 健康行動	
対象（集団）	

カテゴリー	具体的内容案
Convenient 便利である	
Attractive 魅力的である	
Normative 日常的・当たり前	
その他	

EASTによるワークシート

取組の内容や 健康行動	
対象（集団）	

カテゴリー	方針	具体的内容案
Easy 簡単である	簡単にする（思わせる）、手間を省く	
Attractive 魅力的である	魅力的にする（思わせる）	
Social 社会規範となっている （皆が行っている）	規範に加えて、同調効果 （皆で行う）や競争を加える	
Timely 時期が適切である	よいタイミングや時期を 考える	
その他	その他アイデアがあれば	

MINDSPACEによるワークシート

取組の内容や健康行動	
対象（集団）	

カテゴリー	方針	具体的内容案
Messenger メッセンジャー	重要な人からのメッセージを加える	
Incentives インセンティブ	インセンティブやペナルティを付ける	
Norms 規範	皆が行っていること（規範）にする	
Defaults 初期設定	あらかじめ設定されたもの（初期設定）にする	
Salience/Priming/Affect/Ego 顕著性・潜在意識・情動・エゴ	注目させる、潜在意識や感情に訴える、都合のよいものと思わせる	
Commitments コミットメント	約束させる	
その他	その他アイデアがあれば	

03 ナッジを応用した事業の企画提案のコツ

健保組合や自治体、企業などにおいてナッジを応用した新たな保健事業の企画をする際には、上手に組織の同意を得ることがポイントです。ナッジを応用することのメリットを、適切に伝える企画提案のコツをご紹介します。

■ ナッジを応用した企画の同意を得るためには

これまで実施していなかったナッジを応用した新たな事業に取り組む場合、組織内の関係者の同意を得て、適切な手続きを経る必要があります。企画を説明するに当たっては、事業の必要性や効果など、専門職としての意見を求められるでしょう。

健保組合や自治体、企業などでは費用面も重要です。ナッジを応用した事業は、費用を比較的少なく設定することが可能なため、保健事業を初めて実施する場合にも適しています。

これらを説明する際に、スムーズに同意を得るためには4つのコツがあります。

同意を得るためのコツ❶　目的・目標：過大な目標設定はやめよう

本書で紹介したように、ナッジは食行動・食生活支援、運動・身体活動支援、健診・保健指導などのさまざまな行動変容を促す事業に応用できます。企画に説得力を持たせるためには、比較的数値に表れやすい「健診受診率や保健指導実施率の向上」を目的にすることから始めてみるのもよいでしょう。しかし、ナッジはあくまでも人々の行動をそっとあと押しする一手法にすぎないため、必ずしもすぐに効果が見られるわけではありません。そのような実情も踏まえ、「受診率等が前年度より少しでもアップすること」を目標とするなど、過大な目標設定はしないようにしましょう。また、数値で表れる成果も重要ですが、ナッジを活用した取組を行うことで、組織的な健康増進への意識向上や風土醸成も大切です。

同意を得るためのコツ❷　事業内容：先行事例を積極的に活用しよう

全く新しい事業の企画を提案しても、他に前例のない場合は、効果を説明することが難しく、賛同を得にくいかもしれません。まずは、他の健保組合や自治体、企業などにおいて、すでに実施されているナッジを応用した事業から、対象集団にマッチするものを選定して実施することが望ましいです。Chapter2に掲載している好事例も参考になりますので、ぜひ活用しましょう。

同意を得るためのコツ❸　メリット：組織にとっての直接的なメリットを伝えよう

健保組合や自治体、企業などにとっての直接的なメリットを伝えることもポイントです。健康経営優良法人の認定などには、健康増進活動やそれに伴う事業に取り組んでいることが求められます。また、後期高齢者支援金の加算・減算のための評価指標として、令和6年度からの生活習慣に関する指標のウェイトの増大も踏まえ、ナッジを応用した事業に取り組むことは、こうした直接的なメリットにつながることを強調しましょう。

同意を得るためのコツ❹　事業費用：まずは既存の事業に取り入れよう

　ナッジを応用した事業のメリットは、すでに実施している事業にナッジを取り入れることで、より高い効果が期待できるようになることです。全く新しい事業の企画は費用を確保することが難しいケースも多く、事業運営における負担も大きくなります。まずは、現在行っている事業にナッジの理論や考え方を取り入れることから始めると、費用やマンパワーの負担も最小限にすることができます（詳しくはp.61**方法2**参照）。

▶特定健診受診率向上を目指す企画立案の例◀

これまでの案内・勧奨文の見直し

　まずはこれまで使用してきた案内・勧奨文について、「誰のための何のための案内文」か、受診者目線で見直してみましょう。情報をすべて伝えたいという思いから、つい情報量が多くなりがちですが、"本当に伝えるべきことは何か"を考えることが重要です。内容をできるだけ絞り、文字は大きく、図表やイラストを活用するのがポイントです。

受診率の測定

　受診率は案内・勧奨文以外にもさまざまな取組や社会情勢（例えば、新型コロナウイルス感染症など）の影響を受けるため、ナッジを応用した取組だけの効果を厳密に検証することは困難です。したがって、実際の現場ではなるべく手間をかけず、ルーティンで把握できる指標を活用しましょう。前年度（あるいは複数年度）と当年度を比較して、受診率が向上したり、それまでの伸びと比較して大きかったりした場合、ナッジによる見直しの一定の効果があったものとみなしてもよいです。

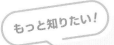

ナッジでナッジ!?　意思決定者を動かすには

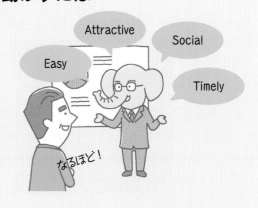

　健保組合や企業などで事業を行う場合、理事や社長、上司などの意思決定者に賛同してもらう必要があります。意思決定者に賛同してもらうためには、企画書をつくり、説明し、質問に対応するなどして、説得していきます。

　これは、意思決定の二重プロセスでいうと、論理的に説得するシステム2に該当します。もちろん、これはこれで重要ですが、行動経済学とナッジの理論からすれば、システム1に働きかけることも重要です。すなわち、ナッジを活用して意思決定者をナッジするのです。

　そのためには、"ナッジ"を前面に出すことが効果的かもしれません。"ナッジ"を活用することで簡単に実施でき（Easy）、ナッジを使った取組はそれだけで魅力的に思え（Attractive）、最近はさまざまなところでナッジの取組を行っており（Social）、ナッジは今ブームだ（Timely）という流れで話すと伝わりやすいです。

　行動経済学とナッジの理論の通り、必ずしも論理的に意思決定しているわけではないのは、誰しも同じです。システム2と合わせてシステム1をフル活用して、ナッジによる事業の企画を提案してみましょう。

4 取組を評価しよう

ナッジを応用した取組の評価は、ナッジ以外のさまざまな取組や要因の影響を受けるため、簡単ではありません。しかし、次の取組に生かすために、効果を検証することは重要です。

01  評価のポイント

ナッジを含め、さまざまな保健事業の取組は、実施して満足してしまいがちですが、それだけでは継続はできませんし、よりよいものに改善することもできません。実際の現場で厳密に評価することは簡単ではありませんが、何らかの方法で評価を試みることが大切です。

■ 評価の視点を持つ

どのような保健事業の取組も、PDCAサイクルを意識することがポイントです。取組を行ったら、その効果を検証し、見直すべきところは見直し、次のサイクルにつなげます。場合によっては、効果が認められなかった取組は、勇気を持って廃止したり、縮小したりすることも必要です。また、取組の成果を "見える化"* しなければ、上司や会社などの他者に、取組の意義や重要性を理解してもらうこともできませんし、自分自身でも何のために活動しているかが分からず、モチベーションやワークエンゲー

ジメントの低下につながってしまいます。

特に、集団の行動変容を目的とする、ナッジを応用した取組の評価は容易ではありません。対象となる人が不特定多数であったり、他の取組の影響を受けたり、行動を測定することが難しかったりするからです。とはいえ、評価に関する専門的な知識と工夫を駆使し、何らかの評価を行うことに、まずはチャレンジしてみましょう。

> *見える化　企業や組織などにおける活動を具体化し、客観的に捉えられるようにすること。数値や図表などを用いて分かりやすく示すことを含む。

■ さまざまな評価方法

研究の基本を専門的に学んだ人は、評価と聞くと、無作為化比較試験（RCT）* を想像するかもしれません。しかし、実際の現場では、そのような科学的で厳密な比較はまず不可能です。現場で無理なく評価できる方法は、以下の３つがあります。

> * 無作為化比較試験(RCT)　くじ引きなどで無作為に2つの集団に分け、取組を行う集団 (介入群) と行わない集団 (対照群) に割り付けて、取組後の変化等を比較する研究方法。個人や集団 (職場など) を単位として分けることもある。行う場合には専門家の助言や支援が必要となる。

集団全体での経時的な変化をみる	健診の問診結果などを経年的に集計し、取組の前後で比較する。
対象者の状況を前後で比較する	取組の対象者が限られていれば、対象者の状況を前後で比較する。この場合、取組前に比較する項目を検討する必要がある。
対照群と比較する	取組をしていない集団 (例：他の職場) があれば、取組をした集団 (介入群) としていない集団 (対照群) で比較する。できるだけ特性 (性、年齢、職種など) が近い集団間で比較することが望ましい。理想的には、無作為化比較試験 (RCT) が実施できるとよい。

■ ４つの区分で評価する

　保健事業の評価は、通常４つの区分で行います。ナッジを応用した取組も、下表に示した区分で評価してみましょう。

　ストラクチャーは「取組を行うための組織、マンパワー、予算」など、**プロセス**は「取組を行うための過程の状況」など、**アウトプット**は「実施の実績」、**アウトカム**は「目的である行動や健康状態の改善」です。ストラクチャーを整え、プロセスを進めれば、アウトプットが生まれ、アウトカムが達成できるという流れです。

　最終的な目的であるアウトカムまで評価することが理想ですが、ナッジの取組で健康状態などがすぐに変化することは期待できません。そこで、通常はアウトプットである実施数（率）、参加者数（率）、利用者数（率）をしっかりと評価することが大切です。また、取組がきちんと実施できているかどうかをプロセスで評価します。

　評価に当たっては、まずは４つの区分で評価指標などを整理してみるとよいでしょう。取組を行うときに、最終的な目的は何で（アウトカム）、そのためにはどのような実績が必要で（アウトプット）、それをうまく行うためにはどのような過程があり（プロセス）、どのような資源があればよいのか（ストラクチャー）を考えるのがポイントです。

　各区分で評価するための指標を設定できますが、特に１〜２年程度の短期評価が求められる保健事業では、アウトカムの評価は難しいため、アウトプットの指標をしっかりと設定しましょう。また、設定した評価指標ごとに目標も設定しておくのが理想的です。ただし、初めての取組でどのような成果が表れるか分からないときなど、具体的な目標値の設定が難しいことがあります。その場合は、国の目標値や他社の好事例の目標値などを参考にして、まずは初年度の大まかな設定をしてみましょう。それ以降は、４つの区分で評価を行った上で、その集団に合った目標値を設定すると、現実的で効果的な実施が期待できる保健事業や取組にブラッシュアップすることができます。

表9 取組の評価の枠組み

区　分	評価のポイント	指標の例
ストラクチャー	取組を行うための組織、マンパワー、予算など	● 組織（衛生委員会など）の有無 ● スタッフや責任者の有無 ● 外部専門家等の活用の有無 ● 経営層・管理職の理解・支援の有無 ● 予算　　　　　　　　　　　　　など
プロセス	取組を行うための過程の状況など	● 対象者の行動（食事・運動・健診受診・喫煙など）や健康状態の把握 ● 内容の適切さや利便性のよさ ● 評価検証の実施の有無 ● 参加者や実施者の満足度　　　　など
アウトプット	実施（回数・参加・利用）の実績	● 事業の実施の有無・実施数（率） ● 参加者数（率） ● 利用者数（率） ● 情報提供数・閲覧数　　　　　　など
アウトカム	目的である行動や健康状態の改善	● 行動の変化 ● 参加者・集団の生活習慣の変化（特定健診問診票項目など） ● 個人・集団の健診結果（肥満、血圧、血糖、脂質など）の変化　　　　　　　　　　　　　　など

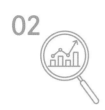

02 取組を評価してみよう

「食行動・食生活支援」「運動・身体活動支援」「健診・保健指導」の取組の
評価事例を見ていきましょう。

■ **食行動・食生活支援の評価**

「食行動・食生活支援」の取組について、4つの区分を用いた評価の枠組みをもとに評価していきます。食行動・食生活支援の取組は、給食施設やキッチンカー、弁当業者などの外部委託サービスとの連携が必要な場合があります。ストラクチャーでは、こうしたサービスの活用の有無や予算の確保、それを審議する組織の有無についてみていきます。プロセスでは、特定健診の問診票や独自アンケートにより、対象者の食行動や食生活状況を分析し、集団の特性や傾向を把握できているか、また、参加者や取組実施者の満足度なども大切な評価指標です。アウトプットは、実施の有無や回数、参加・利用者数（率）などの基本的な実施状況に加え、実施担当者の情報提供数・閲覧数も対象者の反応をみ

るためには必要です。アウトカムでは、集団の食行動や生活習慣の変化の状況（健康的な食物・栄養素摂取量と内容、問診票の項目など）、取組自体の結果量（健康的なメニューの提供・売上・摂取量）を評価します。

表10 取組の評価の枠組み（食行動・食生活支援の例）

区分	評価のポイント	指標の例
ストラクチャー	取組を行うための組織、マンパワー、予算など	● 組織（衛生委員会など）の有無 ● スタッフや責任者の有無 ● 外部専門家等の活用の有無 ● 経営層・管理職の理解・支援の有無 ● 予算　　　　　　　　　　など
プロセス	取組を行うための過程の状況など	● 対象者の食行動や食生活状況の把握 ● 内容の適切さや利便性のよさ ● 評価検証の実施の有無 ● 参加者や実施者の満足度　　など
アウトプット	実施（回数・参加・利用）の実績	● 事業の実施の有無・実施数（率） ● 参加者数（率） ● 利用者数（率） ● 情報提供数・閲覧数　　　　など
アウトカム	目的である食行動や食生活状況の改善	● 健康的なメニューの提供・売上・摂取量 ● 食物・栄養素摂取量、内容の変化 ● 参加者および集団の生活習慣の変化 　（特定健診問診票項目など）　　など

評価の例

「自動販売機の飲料無糖化」の効果を評価

　ナッジの取組は、中小企業であってもアイデアと工夫次第で実施・評価することができます。この事例は、p.25でも紹介している、従業員数40名弱の運送業の会社で実施した加糖飲料の摂取を減らす取組です。

　評価のポイントは、アウトプットの指標として"ごみの量をカウント"したことです。糖分量を正確に測定することはできませんが、アイデア一つである程度の効果測定はできるのです。

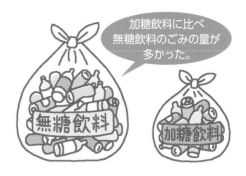

加糖飲料に比べ無糖飲料のごみの量が多かった。

　　会社に設置している自動販売機の加糖飲料を減らし、無糖飲料を増やすことで、摂取された量や種類がどう変化するかを調べ、取組の効果を評価しています。自動販売機での購入数は、業者から入手できるのですが、自動販売機以外で購入されたものはそれでは分かりません。

　　そこで、社内に設置されているごみ箱に捨てられた空きペットボトルや空き缶の本数を調べたところ、飲料全体の販売数や全体に占める無糖飲料の割合を推計することができました。

　　ごみの量をカウントした結果、消費本数でみると、加糖飲料は減少し、無糖飲料が増加したことが分かりました。

（参考文献）　令和2年度厚生労働科学研究費（循環器疾患・糖尿病等生活習慣病対策総合研究事業）健康への関心度による集団のグルーピングと特性把握ならびに健康無関心層への効果的な介入方法の確立：ナッジ理論の応用パイロット事業と健康無関心層の類型化.

　目の高さに無糖飲料、下段に加糖飲料といったように、配置を変えて選択しにくくする工夫をしたことで、無糖飲料の選択を後押ししたと考えられます。その他にも、加糖飲料の栄養情報を栄養成分表示や砂糖含有量を示すパネルで掲示、加糖飲料によるカロリーラベルの表示（Salience）、無糖飲料おすすめシールの貼付や加糖飲料目隠しポスターの掲示（Priming）といった、複数のナッジの取組も同期間で実施したことで相乗効果が得られ、行動変容の継続につながった可能性もあります。このように、大掛かりなことをしなくても、ちょっとした工夫やそれらを組み合わせて行うことも、ナッジの取組の大切なコツです。

評価の例

「野菜料理50円割引」の効果検証

　この研究は、野菜料理のIncentives（インセンティブ）の効果をアウトプット指標（購入者数、訪問者数、提供数など）やアウトカム指標（売上高など）、対象者の基本属性（性、年齢、学歴、雇用状況など）について、アンケート調査を用いて統計学的に検証した事例です。食行動や食生活支援の取組の効果を科学的に検証することは容易ではないですが、研究できる環境と専門家のサポートがあれば、チャレンジすることも可能です。

　　この研究は、東京都足立区にある26の飲食店の協力のもと、野菜料理における50円割引の効果を検証しています。割引なしと割引ありの期間を設け、割引ありの期間には、野菜たっぷりの食事を注文した顧客に50円が割引される仕組みです。効果検証のため、購入者数、訪問者数、提供数、売上高などの情報を協力店から提供を受け、また、店員が購入者に対してアンケート調査（基本属性など）を行い、その日の温度や湿度の情報も合わせ、統計学的に調整して検証されています。

　　分析の結果、割引ありの場合、野菜料理の注文は1.5倍、割引ありの期間の売上は1.77倍増加していることが分かりました。

（参考文献）　Nagatomo W, Saito J, Kondo N. Effectiveness of a low-value financial-incentive program for increasing vegetable-rich restaurant meal selection and reducing socioeconomic inequality: a cluster crossover trial. International Journal of Behavioral Nutrition and Physical Activity. 2019; 16:81.

　低額の金銭的インセンティブがその場ですぐに得られることは、健康的な食の選択を促すための一つの方法となるでしょう。

■ 運動・身体活動支援の評価

次に、「運動・身体活動支援」の事業について、4つの区分を用いた評価の枠組みをもとに評価していきます。

ストラクチャーやプロセス、アウトプットは、食行動・食生活支援の評価指標とほぼ同様です。運動・身体活動支援の取組は、イベント形式で実施することも多いので、簡単なアンケート調査を取組前後で実施すると、満足度や効果量の変化が把握しやすいです。アウトカムでは、運動や身体活動量の変化、生活習慣の変化をみていきます。歩数や消費エネルギー、1週間における運動の回数などが主な指標となります。また、運動や身体活動量は、体重やBMIの変化に影響しやすいため、アウトカム指標として評価することができます。

表11 取組の評価の枠組み（運動・身体活動支援の例）

区　分	評価のポイント	指標の例
ストラクチャー	取組を行うための組織、マンパワー、予算など	● 組織（衛生委員会など）の有無 ● スタッフや責任者の有無 ● 外部専門家等の活用の有無 ● 経営層・管理職の理解・支援の有無 ● 予算　　　　　　　　　　　など
プロセス	取組を行うための過程の状況など	● 対象者の運動や身体活動状況の把握 ● 内容の適切さや利便性のよさ ● 評価検証の実施の有無 ● 参加者や実施者の満足度　　　など
アウトプット	実施（回数・参加・利用）の実績	● 事業の実施の有無・実施数（率） ● 参加者数（率） ● 利用者数（率） ● 情報提供数・閲覧数　　　　　など
アウトカム	目的である運動や身体活動状況の改善	● 運動や身体活動量の変化 ● 参加者および集団の生活習慣の変化 　（特定健診問診票項目など）　　など

評価の例

「よこはまウォーキングポイント事業」の評価

健保組合や自治体、企業などで実施されている健康づくりのポイント制（インセンティブ）については、必ずしも十分な効果検証が行われているわけではありません。この研究は、横浜市での「よこはまウォーキングポイント事業」（YWP）への参加が、運動機能等の変化に影響するのか、その効果を検証したものです。

本研究は、日本老年学的評価研究：JAGESが、横浜市在住の要介護認定を受けていない65歳以上を対象に、2013年と2016年に行った調査結果を用いたものです。YWPへの参加や歩行時間などについて、YWP参加者758人と非参加者3,751人を比較しました。

その結果、右表に示したように、歩行時間変化量は、参加者で0.7分／日増加し、非参加者で3.3分／日減少しました（単純集計）。年齢等の交絡因子を調整すると、参加者は非参加者と比較して、歩行時間が1日当たり平均3.61分増加していました。また、運動機能の低下予防、うつ抑制の効果も認められました。

表12 YWP参加者と非参加者の歩行時間の比較

	参加者 （758人）	非参加者 （3,751人）	p値
参加前歩行時間 （分／日）	63.2 (27.7)	56.9 (29.5)	< 0.001
歩行時間変化量 （分／日）	0.7 (28.2)	-3.3 (28.0)	< 0.001

数値は平均値／人数（標準偏差／%）

（参考文献）　藤原聡子ら、ウォーキングによる健康ポイント事業が高齢者の歩行時間，運動機能，うつに及ぼす効果：傾向スコアを用いた逆確率重み付け法による検証．日本公衆衛生雑誌．2020；67(10)：734-744.
※表12は上記文献をもとに筆者が作成。

　大規模なアンケートを複数回実施したり、交絡因子を傾向スコアなどで調整したりと、実際の現場では統計学的な分析や評価は容易ではありません。一方で、こうした事業は、参加者数がある程度多く、ビッグデータとなるため、実施状況や健康状態などを統計学的に分析しやすいという特徴があります。そのため、こうしたビッグデータを積極的に活用し、科学的に効果検証する視点を持つことが大切です。

　なお、この研究では、歩行時間が1日当たり平均3.61分増加したことが分かりましたが、それが期待された効果であるかどうかは、次の研究として検証することが望まれます。

評価の例

「ながら運動」の取組の評価

　取組の評価は、担当者が行うことがほとんどですが、アンケート調査の機会を活用して、参加者自身の意見や感想を、プロセスやアウトプット指標の評価の一つとして取り入れることができます。さまざまな立場の視点を評価に反映することで、取組がよりブラッシュアップされ、効果的な実施が実現しやすくなります。

> 　本調査は、協力企業において「職場でできるながら運動プログラム」の取組を行い、運動に関する実施頻度や取組の認知度がどのように変化したのか、取組前後でアンケート調査を実施したものです。主な調査内容は、1週間における筋力トレーニングやストレッチの実施頻度、運動実施状況（行動変容ステージモデル）、直近1カ月間での首や腰の痛みレベル（NRS数値評価スケール：Numerical Rating Scale）を前後で質問しています。また、事後アンケートでは、これらに加え、ポスター等の認知度について、自由記述も含めて調査しています。
>
> 　小規模事業所を対象とした取組であったことから、アンケート回答数が少なく、取組前後での比較においては有意差が見られなかったものの、これまで運動習慣がなかった人もながら運動を実践しており、運動のきっかけづくりに貢献したことが分かりました。また、9割近くがポスターを認知し、生活習慣改善に無関心だった従業員のうち、半数以上が週1回以上ながら運動を実施していました。

図20 「ながら運動」実施後のアンケート調査結果

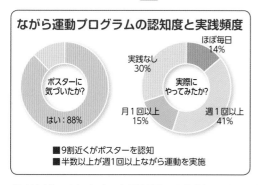

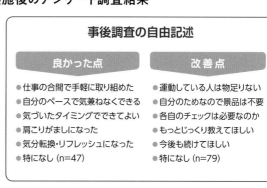

（参考文献）　令和2年度厚生労働科学研究費(循環器疾患・糖尿病等生活習慣病対策総合研究事業)健康への関心度による集団のグルーピングと特性把握ならびに健康無関心層への効果的な介入手法の確立:行動経済学を応用した体を動かす人を増やす研究

　このように、期間限定のイベント形式で取組を実施すると、参加者にとっては"きっかけ"の創出につながり、それが何らかの健康行動を始めることにもつながるのです。この事業所では、定期的にこうしたイベントを開催して健康づくりを推進したことで、健康経営優良法人（中小規模法人部門）に認定されました。

　なお、実施した取組を評価する際、アンケート調査はよく用いられる方法です。しかし、データ数が十分でなければ、信頼性のある評価をすることは難しいです。データ数をできるだけ多く集めるポイントは、「質問数をなるべく少なくする」「調査期間は短く設定」「担当者が繰り返し、回答への促しのアナウンスをする」ことです。

■ 健診・保健指導の取組の評価

「健診・保健指導」の事業について、4つの区分を用いた評価の枠組みをもとに評価していきます。

ストラクチャーやプロセスは、前述の評価指標とほぼ同様です。健診・保健指導では、アウトプット（郵送数、架電率、通知率など）、アウトカム（受診数・率、利用数・率）の指標が明確で評価しやすいという特徴があります。ナッジの取組に初めてチャレンジする場合、まずは健診・保健指導の取組からスタートしてみるとよいでしょう。

表13 取組の評価の枠組み（健診・保健指導の例）

区　分	評価のポイント	指標の例
ストラクチャー	取組を行うための組織、マンパワー、予算など	● 組織（衛生委員会など）の有無 ● スタッフや責任者の有無 ● 委託医療機関数、集団健診実施回数、関係者との連携 ● データ管理システムの有無 ● 予算　　　　　　　　　　　　など
プロセス	取組を行うための過程の状況など	● 勧奨内容の適切さや利便性のよさ ● 対象者の受診状況の把握の有無 ● 評価検証の実施の有無　　　　など
アウトプット	実施（受診・利用）、勧奨の取組の実績	● 郵送数 ● 架電率 ● 通知率　　　　　　　　　　　　など
アウトカム	目的である実施（受診・利用）の人数や率	● 健診実施（受診）数・率 ● 保健指導実施（利用）数・率　　など

評価の例

ナッジをがん検診に応用した事例
〜『受診率向上施策ハンドブック』（厚生労働省）より〜

上述したように、健診・保健指導の取組は、アウトプットやアウトカム指標が明確であり、データが集めやすいため、研究の工夫次第では科学的に効果を検証することが可能です。アウトプットやアウトカム指標はなるべく毎年把握し、経年変化を見ていくことが大切です。

厚生労働省の『受診率向上施策ハンドブック（第2版）明日から使えるナッジ理論』には、ナッジをがん検診受診勧奨に応用したいくつかの事例が紹介されています。その中で、対象者を無作為に割り付けた介入研究、いわゆるRCT（無作為化比較試験）が行われています。例えば、次のような結果が報告されています。

> ■ 大腸がん検診で、「検診を受けてもらえれば、来年も検査キットを送ります」（利得フレーム）と送ったAグループと、「受診しないと来年は検査キットは送付されなくなります」（損失フレーム）と送ったBグループを比較したところ、Bグループの受診率が7.2％高かった。

> ■ 乳がん検診について、未受診理由を調査し、その特性に応じて3群に分けて異なるメッセージを送付した。その結果、「受診計画カード」という勧奨メッセージを送付したグループで最も受診率が高かった（従来のメッセージ群と比較して、18.2ポイント増）。

研究の結果、大腸がん検診の事例では、ナッジのIncentives（受診しないと次年度の検査キットが送られてこないという損失回避を指す）が、乳がん検診の事例では、Commitments（受診予定などを受診計画カー

ドに記載して自分に約束する）が、受診率に影響していたことが分かっています。どういったナッジの応用が受診率や利用率に影響するのかは、対象集団の行動特性や取組自体の課題などにより異なります。それらは、ストラクチャーやプロセス指標を評価することで見えてくる場合も多いので、普段から4つの区分を意識して取組を推進することが重要です。

評価の例　　特定健診未受診者に対するSMSの表現の違いによる受診勧奨の事例

健診未受診者に対する受診勧奨・再勧奨（コール・リコール）は、多くの健保組合や自治体、企業などにおいて大きな課題となっています。いわゆる健康無関心層と呼ばれる人たちの受診行動が、どのようなナッジによって変化するのか、アウトカム指標である受診率を用いて調べることができます。

横浜市では、いくつかのナッジ理論に応じて、特定健診受診勧奨の異なるメッセージの効果を検証しました。特定健診対象者のうち、40～59歳の直近3年間未受診の住民で、市が携帯電話番号を把握している約1万人を4グループ（各グループ約2,500人）に無作為に割り付け、グループごとに別々のメッセージを送信し、それぞれの受診率を評価指標として比較しました。

メッセージは、①標準的なメッセージ、②社会的規範（Social）を応用したメッセージ、③Attractive（インセンティブ）を応用したメッセージ、④Timely（タイムリー）を応用したメッセージの4パターンとし、SMS（ショートメッセージサービス）を利用して送りました。

その結果、ナッジを応用したメッセージは標準的なメッセージと比べて受診率が最大1.8ポイント高くなりました。ただし、②～④の3つのグループ間には違いがありませんでした。

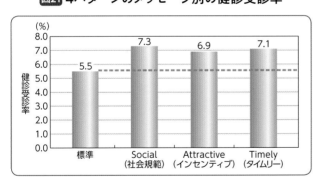

図21 4パターンのメッセージ別の健診受診率

（参考文献）　公務員に役立つサイトiJAMP
【ナッジ入門編8】実践5：SMSによる特定健診勧奨
https://portal.jamp.jiji.com/portal/news/
detail/20220512N0249

Social（社会規範）、Attractive（インセンティブ）、Timely（タイムリー）の中でどのナッジが受診率に影響しやすいのかについては、今回の検証では分かりませんでした。しかし、標準的なメッセージよりもナッジを応用したメッセージの方が受診率に影響したことから、対象集団の行動特性や取組自体の課題を考慮し、適切なナッジを応用することが重要であることが分かります。

上記で紹介した事例は、いずれも厳密に評価するために、対象者を無作為に分けて（いわゆるRCT）検証したものです。厳密に効果を検証する場合、こうした方法を用いる必要がありますが、現場では難しいことが多いでしょう。その場合、経年的な比較（新しい取組を行った年度の前後で比較）、月別の比較（新しい取組を行った月の前後で比較）などでもある程度は評価することが可能です。

データヘルス・健康経営とナッジ

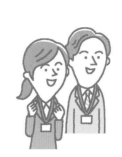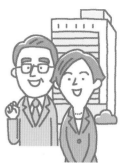

　健保組合や企業にとって、データヘルスや健康経営の推進は目下の課題です。いずれにおいても健康づくりの取組の推進が求められます。

　データヘルス計画は、医療保険者（健保組合や自治体など）が医療費データや健診情報等のデータ分析をもとに、PDCAサイクルに沿って効率的・効果的な保健事業を実施するもので、平成27年度にスタートし、令和6年度から第3期が始まります。データヘルス計画の特徴は、「特定健診・レセプトデータの活用」「身の丈に応じた事業範囲」「事業主との協働（コラボヘルス）」「外部専門事業者の活用」の4つとされており、各医療保険者がそれぞれ特徴を踏まえた保健事業を計画し、実装していきます。データヘルス計画は、後期高齢者支援金の加算減算と関係していますが、特定健診や特定保健指導の実施率に加えて、肥満の解消割合、疾患のコントロール割合、生活習慣改善の割合、コラボヘルスの状況などが評価指標として設定されています。

　一方、健康経営は、経営的な視点を踏まえて従業員等の健康管理や疾病予防等に関する取組を戦略的に実践することです。経済産業省は東京証券取引所と共同で、「健康経営銘柄」や「健康経営優良法人」を選定・認定しています。昨今の労働力不足の状況から、事業主が優秀な人材を確保するために、健康経営や職場環境改善に取り組むことがもはや必須となっており、健康経営のニーズは年々高まっています。健康経営の認定基準として、健康増進・生活習慣病予防対策、具体的には、「食生活の改善に向けた取組」や「運動機会の増進に向けた取組」などさまざまな項目があります。

　こうした時流は、医療保険者と事業主が協働して、コラボヘルスやナッジの活用を進める好機ともいえます。本書で紹介したように、ナッジの取組は、企画の立案方法によっては予算も人手もあまりかけずに、そして、企業規模や職種などにもあまり関係なく、取り組むことができます。

　例えば、きっかけになる具体的な事業とその方策は次のようなものが考えられるでしょう。

1）健診・保健指導

　特定健診・特定保健指導や定期健診とその事後措置・保健指導は、法定実施項目の事業であるため、最も協働しやすい取組です。

　特定健診・特定保健指導の実施率が低い場合は、ナッジの視点から健診受診や保健指導利用を促すリーフレットを見直したり、職場の上司から受診を促してもらうよう働きかける依頼文書を追加したり、などの工夫が効果的です。また、Defaults（初期設定）の考え方に基づき、特定保健指導の対象者は、原則的に保健指導を受けてもらうよう、あらかじめ機会を設定するといった環境調整も可能です。その場合、定期健診の事後措置としての保健指導を兼ねて、産業医や産業看護職等と連携することが効率的でしょう。

2）健康増進・健康づくり

　健康経営の認定要件でもある食生活や運動等の生活習慣に関する取組は、その実施に苦労している健保組合や企業も少なくありません。休憩時間内にストレッチ等の適度な運動を実施する、社員食堂や弁当は健康的なメニューを提供するなど、さまざまな取組の事例があります。特に、ナッジを応用した取組は、工夫次第で比較的導入しやすいため、具体的なアイデアを提案すると、意思決定者の理解を得やすく、取組も推進しやすくなります。

■ 事例の登録のお願い ■

　行動経済学やナッジを応用した健康づくりの取組は注目されているものの、まだまだ事例は多くありません。また、実際に取組が行われていても、成功したのか否か、成功しなかった要因は何か、といったさまざまな現場での経験が、報告や共有をされていないという現状があります。
　そこで、ナッジの応用事例をできるだけ収集し、可能な範囲で情報提供していきたいと考えています。是非、皆様が取り組んだナッジを応用した健康づくりの事例をご登録ください。

● **登録してほしい取組**
行動経済学やナッジを応用した(応用したと思う)取組で、健康づくりや疾病予防に関するもの。例えば、健診・保健指導、食行動・食生活、運動・身体活動、喫煙対策、健康教育、社会参加などに関する取組など。

● **登録内容**
取組・事業名、領域、分野、実施主体、実施内容(目的・期間・対象・方法)、連絡先(担当者名・所属・メールアドレス・電話)など、可能な範囲で可。

● **備　　考**
登録内容を公表する場合には、必ず事前に承諾をいただきます。まずは、取組の有無を情報提供ください。

● **登 録 先**

HP よりご登録はこちら
https://www.nudge-for-health.jp/2022/06/news171/

Google フォームよりご登録はこちら
https://forms.gle/5NanoZafrWWVNCpq5

おわりに

　本書では、行動経済学とナッジの基本的な理論から応用まで、取組に活かすヒントと事例をもとにした実践的応用方法を解説してきました。振り返ってみると、それらは全く目新しいものではなく、私たちの生活や仕事の中にすでに存在しているものなのです。

　研修会などでナッジの話をしていると、「ナッジは魔法のよう」、「ナッジを応用すれば何でもうまくいきそう」などのご感想をいただくことがあります。残念ながら、ナッジは魔法でもなく、万能でもありません。人々の行動をそっと後押しする一手法にすぎないのです。

　ナッジを効果的に機能させるためには、人々を論理的に行動変容させるための理論やモデル、すなわち、基本となる従来の行動科学もしっかりと学ぶ必要があります。また、情報やメッセージを分かりやすく伝えるヘルスコミュニケーションの基本、そして、健康づくりの事業や取組を計画的かつ継続的に実施評価する仕組みも、とても重要となります。

　本書Chapter1でもご紹介しましたが、人々の行動変容を促すナッジには、環境や仕組みを構築する仕組み型ナッジと、人々の感情や潜在意識に働きかける、伝わりやすいメッセージなどの情報提供型ナッジがあります。MINDSPACEやEASTなどをはじめとするナッジの理論や考え方は、大きく分ければ、この2つのナッジに分類することが可能です。どちらか一方だけではうまく機能しないこともしばしばあり、2つのナッジをうまく組み合わせることが、ナッジの効果を存分に発揮するためのポイントとなります。

　行動経済学とナッジを一時のブームで終わらせるのではなく、専門職にとっての一つのスキルとなり、その他さまざまな手法を適材適所で活用して、職域や地域の健康づくりがさらに進むことを期待しています。

　2023年11月

帝京大学医療技術学部看護学科 非常勤講師　杉本 九実

編著者プロフィール

福田 吉治 (ふくだ　よしはる)
帝京大学大学院公衆衛生学研究科 研究科長・教授

略歴　平成３年　熊本大学医学部卒業
　　　平成10年　熊本大学大学院医学研究科修了（社会医学専攻）
　　　国立医療・病院管理研究所、東京医科歯科大学医学部、
　　　国立保健医療科学院、山口大学医学部を経て、
　　　平成27年4月から帝京大学大学院公衆衛生学研究科教授
　　　平成30年4月から同研究科長

専門分野は公衆衛生全般、特に、ヘルスプロモーション・健康教育、健康政策、社会疫学。国民健康保険中央会国保・後期高齢者ヘルスサポート事業運営委員会委員、国民健康保険団体連合会保健事業支援・評価委員会委員（東京都・埼玉県）などを務める。

杉本 九実 (すぎもと　くみ)
帝京大学医療技術学部看護学科 非常勤講師
帝京大学大学院公衆衛生学研究科 博士後期課程
株式会社PONO 代表取締役
保健師・看護師・第一種衛生管理者・公衆衛生学修士（専門職）

略歴　平成20年　順天堂大学医療看護学部卒業
　　　　　　　　順天堂大学医学部附属順天堂医院等を経て、
　　　平成26年　株式会社PONO設立
　　　令和２年　帝京大学大学院公衆衛生学研究科専門職学位課程修了
　　　令和２年4月から帝京大学医療技術学部看護学科 非常勤講師

専門分野は、公衆衛生学、産業保健学。開業保健師として企業等の産業保健活動のコンサルタントや実務に従事。

執筆(事例関連等)・編集協力

小森 政宏 (こもり　まさひろ)
帝京大学大学院公衆衛生学研究科 研究員

ナッジを応用した保健事業実践BOOK

2023年11月1日　初版発行

編著者　福田吉治 ／ 杉本九実
発行者　髙本哲史
発行所　株式会社 社会保険出版社
　　　　〒101-0064 東京都千代田区神田猿楽町1-5-18
　　　　TEL 03-3291-9841 （代表）FAX 03-3291-9847
ISBN978-4-7846-0368-8
Printed in Japan　 ⓒ2023 社会保険出版社

実務書籍

●弊社では、皆様の事業推進にお役立ていただくために、製品の定価を据え置いております。

標準的な健診・保健指導プログラム
[令和6年度版] 巻頭解説収載

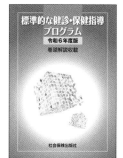

【令和5年11月発行】
■A4判／412頁／本文2色

厚生労働省健康局公表の「標準的な健診・保健指導プログラム　令和6年度版」を書籍化しました。巻頭解説にて、特定健診・特定保健指導導入のあらましを掲載。さらには、第4期の主な変更点を詳しく解説しています。特定健診・特定保健指導のご担当者等必携の保存版です。

定価 **3,850**円(本体 **3,500**円+税)〈114033〉

特定健康診査・特定保健指導の円滑な実施に向けた手引き
[第4版] 巻頭解説及び参考資料収載

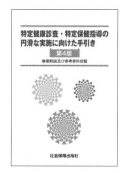

【令和5年12月発行】
■A4判／180頁／本文2色

厚生労働省保険局公表の「特定健康診査・特定保健指導の円滑な実施に向けた手引き　第4版」を書籍化しました。巻頭解説にて、第4期の主な変更点等を詳しく掲載。医療保険実務ご担当者、健診機関ご担当者等必携の手引きです。

定価 **3,080**円(本体 **2,800**円+税)〈111095〉

国保の データヘルス計画 策定・推進ガイド
[第3期版]

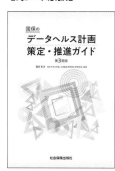

【令和5年8月発行】
■A4判／180頁／本文2色
■著　福田吉治
　　　（帝京大学大学院 公衆衛生学研究科 研究科長・教授）

国保のデータヘルス計画「第2期計画の評価」と「第3期の計画策定」についてすっきりと理解し、データヘルス計画策定と今後の保健事業の推進ができるようサポートする実践的なガイドブックです。

定価 **3,080**円(本体 **2,800**円+税)〈117051〉

生活習慣病のしおり2023
−データで見る生活習慣病−

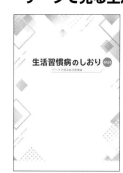

【令和5年3月発行】
■A4判／62頁カラー・122頁1色

本書籍は、健康日本21をはじめとする、生活習慣病の重症化予防・生活習慣の改善に関するすべての方々のために作成されたデータ集です。主要な生活習慣病のポイント、関連データなどを網羅的にまとめた実務者必携の一冊です。

定価 **1,540**円(本体 **1,400**円+税)〈115022〉

がんのしおり2023
−データで見るわが国のがん−

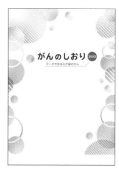

【令和5年5月発行】
■A4判／66頁カラー・52頁1色

今や2人に1人はなるといわれる「がん」。この書籍は、「がん」に対する国の各種対策、さまざまな施策などを多様な視点からまとめてあります。がんに関する各種データなどを取りまとめた、関係者必読の一冊です。

定価 **1,540**円(本体 **1,400**円+税)〈116023〉

国保担当者ハンドブック2023

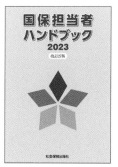

【令和5年6月発行】
■改訂27版
■A5判／980頁1色

国保制度の概要や国庫補助金等を詳しく解説。法律条文等を用いた構成で、国保行政の事業運営機構、国保制度の沿革について掲載。国保業務に携わるすべての方に必携の一冊です。

定価 **4,620**円(本体 **4,200**円+税)〈112051〉

運営協議会委員のための
国民健康保険必携2023

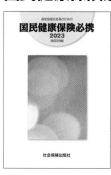

【令和5年6月発行】
■改訂29版
■A5判／204頁1色

国保制度の概要や国民健康保険運営協議会のしくみを詳しく解説しています。事業年報等の資料を用いて、国保事業の動きについても説明しています。委員の方だけでなく、新任職員の方にも最適の一冊です。

定価 **3,080**円(本体 **2,800**円+税)〈112081〉

後期高齢者医療制度
担当者ハンドブック2023

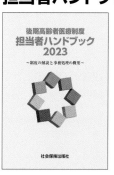

【令和5年6月発行】
■改訂16版
■A4判／432頁2色・1色

後期高齢者医療制度について、制度のしくみや実際の事務処理を中心に解説しています。制度の理解に、ご担当者の業務に、ご活用いただける一冊です。

定価 **4,840**円(本体 **4,400**円+税)〈111058〉

普及啓発用パンフレット・リーフレット

●弊社では、皆様の事業推進にお役立ていただくために、製品の定価を据え置いております。
また、一部製品においては定価を見直し、値下げを実施いたしました（□で表示）。

●特定健診の受診勧奨に

509038 国保版 508076 国保組合版
509081 共済組合版 509151 健保組合版

毎年受けよう
特定健診

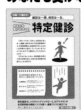

■B6変型判／
8頁カラー／
リーフレット

本体 各36円+税

507051

健診は一時、病気は一生。
あなたも受けなきゃ! 特定健診

■A4判／
4頁カラー／
リーフレット

本体 36円+税

508063

「将来の自分」を決めるのは、今年のあなた!
受けましょう!! 特定健診・特定保健指導

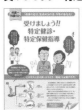

■A4判／
4頁カラー／
リーフレット

本体 36円+税

502072

被扶養者の皆さまへ
受けていますか? 特定健診

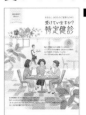

■A4判／
4頁カラー／
リーフレット

被扶養者
向け

本体 36円+税

●特定健診の情報提供に

505011

気になる健診結果はありませんでしたか?
日々のメンテナンスで健康航海!

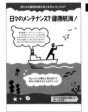

■A4判／
4頁カラー／
リーフレット

本体 36円+税

504074

特定健診、受けっぱなしにしていませんか?
健診結果を活用してカラダ改善!

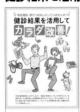

■A4判／
4頁カラー／
リーフレット

本体 36円+税

500073

特定健診を受けたあなたへ
健診結果活用ガイド

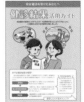

■A4判／
12頁カラー

本体 120円+税

501070

記入&チェックで健康づくりをスタート!
特定健診結果活用BOOK

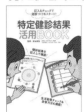

■A4判／
20頁カラー
■監修 髙谷典秀
（医療法人社団 同友会
理事長 公益社団法人
日本人間ドック学会 理事）

本体 200円+税

●特定健診の未受診者対策に

502092

今年の特定健診は
もう受けましたか?

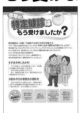

■A4判／
2頁カラー

本体 20円+税

504082

まだ受けていない40歳〜74歳のみなさまへ
受けなきゃ 行かなきゃ 特定健診

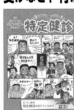

■A4判／
4頁カラー／
リーフレット

本体 36円+税

●特定保健指導の利用勧奨に

507061

この機会を逃さないで!
あなたは特定保健指導の対象者です

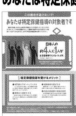

■A4判／
2頁カラー

本体 22円+税

505061

今が分岐点! 将来の健康のために
特定保健指導を受けましょう

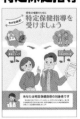

■A4判／
4頁カラー／
リーフレット

本体 36円+税

●重症化予防に

507092

健診の異常値を
放置していませんか?

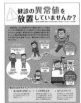

■A4判／
4頁カラー／
リーフレット
■監修 髙谷典秀
（医療法人社団同友会
理事長・公益社団法人
日本人間ドック学会 理事）

本体 36円+税

313023

早めにSTOP!
生活習慣病の重症化を防ごう
メタボじゃなくても要注意!

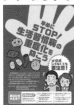

■A4判／
8頁カラー／
リーフレット
■監修 久保 明
（医療法人財団百葉の会 銀座医院
院長補佐・東海大学医学部客員
教授／日本臨床栄養協会
副理事長／医学博士）

本体 72円+税

●要治療者への受診勧奨に

508056

今ある生活が失われる前に
医療機関を受診してください

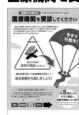

■A4判／
2頁カラー

本体 22円+税

502006

放っておくとどうなる?
健診結果「要精検」
「要治療」は必ず病院へ

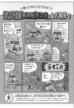

■A4判／
4頁カラー／
リーフレット

本体 36円+税

見本進呈 ご検討のためパンフレットやリーフレットの見本が必要な際はお気軽にお申し込みください。無償で見本をお届けいたします（原則1部）。

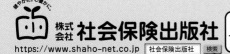

株式会社 社会保険出版社
https://www.shaho-net.co.jp 社会保険出版社 検索

ご注文・
お問い合わせ 本社 TEL.03(3291)9841
大阪支局 TEL.06(6245)0806 九州支局 TEL.092(413)7407

●送料を別途申し受けます（多部数の場合は無料）。
●監修者・著者等の所属・肩書きは、刊行・改訂時
のものとして記載しております。

10190884(08)